WERDE FURCHTLOS!

WERDE FURCHTLOS!

WIE WIR ANGST **EFFEKTIV BEHERRSCHEN** LERNEN.

BY

KURT GASSNER

Werde Furchtlos!
Kurt Gassner

First Edition, 2022

Impressum
My-mindguide – The publishing trademarke of trendguide Capital GmbH, Klenzestr. 42a, 80469 Munich, Germany.

Reg. Nr. HRB Munich 206639, VAT 152 123 159, CEO: Kurt Friedrich Gassner
Web: www.my-mindguide.com, mail: gassner@my-mindguide.com

Paperback ISBN: 978-3-98793-025-6
Hardback ISBN: 978-3-98793-026-3

INHALT

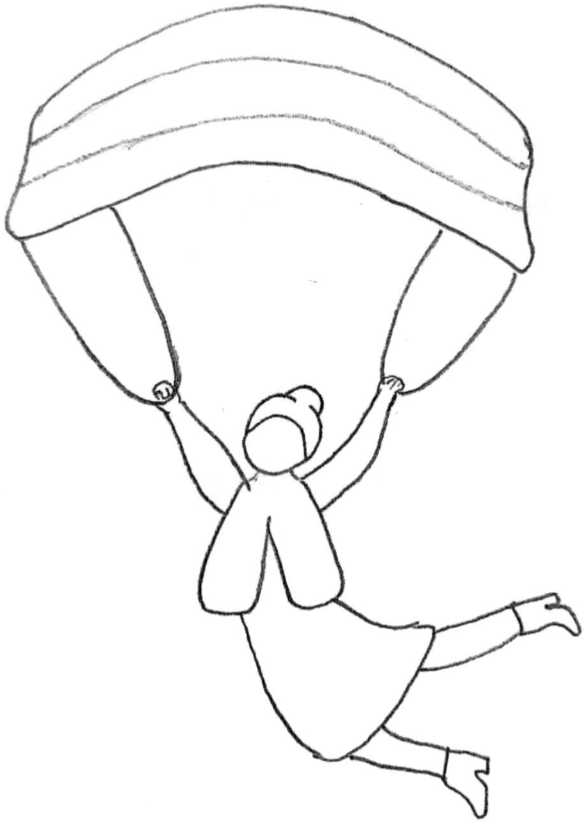

WARUM DIESES BUCH DEIN LEBEN VERÄNDERN KANN

Die Wirkungsweisen von Angst und Gefahr sind einander diametral entgegengesetzt. Während Gefahr ein Umstand ist, der das Risiko eines körperlichen Schadens oder Leidens birgt, ist Angst ein mentaler Zustand, der Besorgnis oder Beklemmung verursacht.

Angst wirft zahlreiche Fragen zugleich auf. Was genau ist Angst eigentlich? Ist Angst eine unabdingbare Emotion? Ist es tatsächlich so wichtig, ob wir ein Leben frei von Angstgefühlen führen sollten?

Angst ist ein relevanter Faktor in unserem Leben, aber der Anspruch, ohne sie leben zu können, scheint etwas zu ambitioniert zu sein. Der Zweck der Angst ist es, uns effektiv in eine Richtung zu lenken, in die wir uns bewegen sollten. Angst ist eine unterbewusste Schutzfunktion unseres Geistes und unseres Körpers gegen jegliche Bedrohungen, die von äußeren Kräften ausgehen könnten. Wir haben unsere körperlichen und geistigen Eigenschaften im Laufe der Zeit evolutionär weiterentwickelt, vor allem in Bezug auf die Nutzung von Werkzeugen, oder auch im Zusammenhang mit Kraft und Beweglichkeit.

Du fürchtest jedoch, was du nicht verstehst. Angst ist eine unangenehme emotionale Reaktion auf eine wahrgenommene Bedrohungslage. Dabei spielt es keine Rolle, ob diese realer oder imaginärer Natur ist. Jeder Mensch empfindet bis zu einem gewissen Grad Angst, aber mit diesem inspirierenden Buch kannst du erlernen, wie du dir wahre Furchtlosigkeit zu eigen machen kannst. Die folgenden Kapitel zeigen dir auf, wie du die Macht der Angst nutzen kannst und sie für das Gute einsetzt. Angst kann dich stärker machen, denn wenn du sie richtig beherrschst, kannst du mehr erreichen, als du es ohne sie jemals könntest. Praktiziere einen Lebensstil, der sich positiv auf deine Mitmenschen und die Umwelt auswirkt, denn gute Taten werden auch mit einem erfüllteren Leben belohnt!

Verschiedenste Aspekte, etwa unsere Körpersprache, Bildung, Gewohnheiten, Verhaltensmerkmale, oder auch unsere Qualifikationen machen unsere Identität aus. Auch Angst ist ein Teil unserer Identität und eine Emotion, die wir als notwendig und natürlich bewerten sollten, solange sie ausgeglichen und kontrolliert auftritt.

Angst kann tatsächlich sogar ein nützliches Werkzeug sein, solange sie nicht unsere Entscheidungen bestimmt oder unsere Bemühungen um positive Veränderungen sabotiert. Angst wirkt auch als instinktiver Schutzmechanismus, der uns davon abhält, uns unvorsichtig und unverantwortlich zu verhalten.

Die Macht der Angst liegt in deinen Händen. Furchtlosigkeit ist jedoch eine Vorgehensweise, kein Gefühl. Sie ist das Ergebnis eines gut durchdachten Prozesses zur Läuterung des Geistes. Sie ist eine Haltung, die du in dir selbst aufbaust, indem du verstehst, was Angst ist und wie sie funktioniert. Doch nun kannst du erlernen, wie du angsterzeugende Illusionen durchschauen kannst, und wie du dich von dem befreien kannst, was dein Glück und deine Fähigkeit zu wachsen, lähmt - unkontrollierte Angst.

Um furchtlos zu werden, musst du zunächst einmal stark werden, um auch furchtlos mit den Hindernissen des Lebens umgehen zu können. Fliehe nicht und füge dich unter keinen Umständen dem Unrecht oder der Ungerechtigkeit. Verbessere deine mentale Stärke mit Hilfe dieses Buches!

Du kannst davon ausgehen, dass die Kraft des positiven Karma dich angemessen belohnen wird. Du wirst die Ergebnisse vielleicht nicht sofort bemerken, aber sie werden sich im Laufe der Zeit einstellen. Nächstenliebe, positive Gedanken und gute Taten führen zu positivem Karma, auf das du bauen kannst, wenn es hart auf hart kommt.

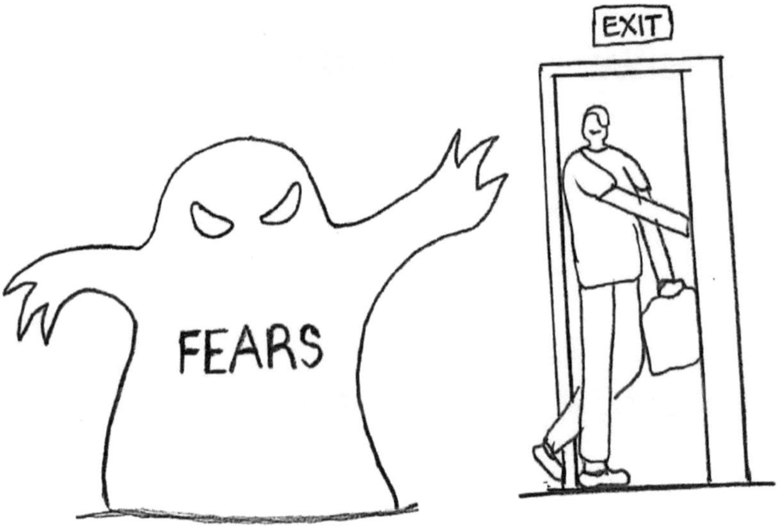
EXIT
FEARS

WAS GENAU IST ANGST?

Angst ist der körpereigene Alarmmechanismus und eine Reaktion auf eine wahrgenommene unmittelbare Bedrohung. Sie beinhaltet deine physiologischen Reaktionen auf Einflüsse, die dein Gehirn überfluten (Herzklopfen, schwitzige Hände, flache Atmung), etwa wenn sich dein Unterbewusstes in körperlicher Gefahr wähnt, befürchtet, in Verlegenheit zu geraten, oder zu versagen. Auch wenn du es nicht beabsichtigst, kann die Angst schnell eine Kettenraktion verursachen, die eine Kampf- oder Fluchtreaktion auslöst.

Wir können jedoch unsere Angstgefühle als Informationen begreifen - um anschließend rationale Gedanken zu entwickeln.

Wir alle haben unsere individuellen Ängste, sei es die Angst vor Ablehnung, Versagen oder irgendeine andere Form von Furcht, aber um in dieser Welt etwas zu erreichen und unser Selbstwertgefühl zu bewahren, müssen wir lernen, diese Angst zu überwinden und nicht von ihr vereinnahmt zu werden.

Angst verursacht einen leidvollen Zustand, dem du natürlich zu entkommen versuchst. Wenn du zum Beispiel Angst vor öffentlichen Auftritten hast, deutet dies darauf hin, dass etwas Schreckliches mit einer vergleichbaren Erfahrung verbunden wird. Vielleicht fürchtest du eine erneute Verurteilung, Spott oder eine andere Reaktion der Öffentlichkeit.

Um die Angst zu besiegen, müssen wir paradoxerweise weitere Angst erzeugen: Du musst mehr Angst davor haben, was passiert, wenn du eine Sache *nicht* tust, als davor, was passiert, wenn du sie tust. So einfach ist das! Falls du zum Beispiel Angst vor Ablehnung hast, solltest du bedenken, dass du ohne die Überwindung dieser Angst allein sterben, deine Persönlichkeit nicht entwickeln oder Chancen auslassen könntest. Sobald du das mehr fürchtest als die Angst vor der Ablehnung selbst, bist du gerüstet, um deinem Angstproblem zu begegnen.

Wir sollten jedoch nicht alle Ängste aus unserem Leben verbannen, nur um glücklich zu werden. Falls wir tatsächlich in Gefahr sind, müssen wir das auch verinnerlichen können. Furchtlos sind wir jedoch dann in sinnvoller Weise, wenn wir erkennen können, ob unsere Ängste uns nützen. Falls dies nicht zutrifft, können wir an ihnen arbeiten, bis wir mutig unsere Herausforderung gemeistert haben

Die meisten von uns haben nicht viel Zeit darin investiert, mentale Fähigkeiten zu entwickeln, die uns vor den erdrückenden Auswirkungen von Selbstzweifeln schützen.

Was wäre, wenn wir genau wüssten, was wir erreichen wollen, einen Plan dafür hätten und uns niemals von schlechten Gefühlen oder selbstzerstörerischen Überzeugungen davon abhalten ließen? Könnten wir jemals daran scheitern, unsere Ziele zu erreichen?

Sobald wir die Hürden beseitigt haben, die uns daran hindern, unser volles Potenzial auszuschöpfen, können wir auch eine Mentalität fern jeder Furcht entwickeln. Dies erreichen wir, indem wir lernen, sowohl das zu akzeptieren, worüber wir Kontrolle haben, als auch das, was wir nicht kontrollieren können. Sobald wir einmal verstanden haben, worin unsere Aufgabe besteht und worin nicht, können wir unsere ganze Aufmerksamkeit auf die Bereiche richten, über die wir direkte Kontrolle ausüben, anstatt sie an Dinge zu verschwenden, über die wir keinen Einfluss ausüben können.

Schuldgefühle und Angst sind die beiden häufigsten Ursachen für verschwendete Möglichkeiten.

Wenn wir zulassen, dass sich unser Gehirn zu sehr auf die Vergangenheit konzentriert, beeinträchtigt das unsere Fähigkeit, im Moment zu leben und die Realitäten des Lebens zu schätzen.

Angst entsteht, wenn wir zu intensiv darauf achten, was in der Zukunft passieren könnte oder nicht. Unser Fokus wird wieder einmal vom gegenwärtigen Moment abgelenkt, wodurch unsere Fähigkeit, gute Entscheidungen zu treffen, eingeschränkt wird. Angst entsteht nur dann, wenn wir es zulassen, dass sich unsere Fantasie Sorgen um die Zukunft macht. Wir sollten uns auf das Hier und Jetzt konzentrieren, in der Hoffnung, dass alles, was wir kurzfristig verbessern, uns auch langfristig zugute kommt.

Wenn wir Erwartungen an Dinge haben, die sich unserer unmittelbaren Kontrolle entziehen, stellen wir die Weichen auf Misserfolg. Wie unangenehm ist es zum Beispiel, für einen Chef zu arbeiten, der unsere Leistung aufgrund von Umständen bewertet, auf die wir keinen Einfluss haben?

Maximale Effizienz

Um unser volles Potenzial auszuschöpfen, müssen wir aufhören, mit uns selbst zu hadern und unsere Energie gezielt darauf verwenden, das Ziel zu erreichen, das wir uns gesetzt haben.

Vererbte Fähigkeiten können uns zwar auf den richtigen Weg führen, doch ein hohes Leistungsvermögen und die daraus resultierenden Erfolge werden uns nicht geschenkt, sondern müssen verdient und hart erarbeitet werden.

Jede Arbeit, die wir zielführend erledigen (sofern wir die Aspekte, für die wir direkt verantwortlich sind, kontrollieren und beherrschen), wird als Errungenschaft aufgrund hoher Leistung verstanden.

Es ist wichtig, unsere geistigen Ressourcen auf Ziele zu richten, über die wir direkte Kontrolle ausüben können. Unsere mentale Energie auf Ziele auszurichten, über die wir keine direkte Kontrolle haben (z. B. „Ich muss heute gewinnen"), erhöht dagegen die Anspannung erheblich und verursacht Gefühle der Machtlosigkeit.

Es fördert hingegen Gedanken und Gefühle der Machtlosigkeit, wenn unser Ziel zu weit außerhalb unserer Reichweite oder unseres Fähigkeitsniveaus liegt. Das ist der Grund, warum so viele Menschen ihre Neujahrsvorsätze nicht einhalten.

Wir müssen unsere Fortschritte verfolgen, um unsere Fähigkeiten und unser Selbstvertrauen zu verbessern. Feedback gibt den Menschen die Möglichkeit, ihre Entwicklung selbst in die Hand zu nehmen. Feedback wird auch genutzt, um festzustellen, welche Fähigkeiten zur Leistungssteigerung beitragen und welche Fähigkeiten für weitere Verbesserungen isoliert bewertet werden müssen. Wir müssen unsere Fähigkeiten gezielt verbessern, bis wir sie beherrschen.

Dies bewusst zu üben bedeutet zum Beispiel nicht, einfach einen Eimer Tennisbälle zu schlagen, ohne ein bestimmtes

Ziel vor Augen zu haben. Stattdessen solltest du etwa zwanzig Aufschläge mit dem Ziel zu schlagen, den Ball in 80 Prozent der Fälle ins anvisierte Ziel zu bringen, dabei die Ergebnisse ständig zu analysieren und die erforderlichen Anpassungen vorzunehmen, und das täglich neu.

Mittelmäßigkeit

Ausreden und Alibis halten uns davon ab, Verantwortung zu übernehmen und Rechenschaft abzulegen. Sicher liegt es in der menschlichen Natur, anderen die Schuld zu geben, aber wenn du diesen Weg ständig wählst, kommst du nicht weiter. Er wird zu einer Sackgasse — Bennett, Wayne

Was passiert, wenn wir unseren Träumen nicht folgen?

Die Mehrheit der Menschen gibt ihren Träumen keine Chance. Die Menschen reden darüber, etwas zu tun, aber nur wenige setzen es tatsächlich um. Wenige geben sich auch nur einen Hauch von Mühe, um ihre Ziele zu verwirklichen. Andere bemühen sich wiederum halbherzig, bevor sie ein Projekt anschließend doch wieder zugunsten sicherer und bequemer Ziele aufgeben. Untersuchungen zeigen jedoch, dass diejenigen, die es ernsthaft angehen, aufgrund ihrer Ausdauer über einen längeren Zeitraum hinweg zu den Leistungsträgern unserer Gesellschaft gehören.

Warum tappen so viele von uns in die Mittelmäßigkeitsfalle? Warum akzeptieren so viele von uns den Durchschnitt?

Angst sowie Zweifel in uns selbst sind relevante Komponenten - wir bauen ungewollt einen ängstlichen Zustand auf und geben uns mit dem zufrieden, was sicher und einfach ist, anstatt unsere Ziele zu verfolgen.

DIE ANATOMIE DER ANGST

Es ist dieses Wort mit fünf Buchstaben, das so viel Macht über unser Leben ausübt, dass wir dieses Gefühl als natürlichen Teil des Lebens akzeptieren. Angst hält uns von dem ab, was wir wirklich wollen, gibt uns das Gefühl, unwürdig zu sein, lässt uns schwach werden und vor allem lässt sie uns vergessen, wer wir sind.

Was wäre jedoch, wenn ich dir sagen würde, dass deine Angst nur ein Hirngespinst ist? Unser Verstand erfindet eine Lüge, um uns in Sicherheit zu wiegen. Was wäre, wenn ich dir auch offenbaren würde, dass eine der effektivsten Methoden, um den Goliath in uns zu besiegen, die Angst nicht zu fürchten, sondern sie als Verbündeten zu akzeptieren, ist?

Doch zunächst wollen wir uns ansehen, wie Angst funktioniert, um zu verstehen, warum sie eine wichtige Illusion für uns ist. Abgesehen von der Höhenangst, die wir in den ersten sechs Monaten unseres Lebens entwickeln, und der Trennungsangst werden die meisten unserer Ängste durch einen Prozess erlernt, der als Angstkonditionierung bekannt ist.

Manche Menschen haben Angst vor Hunden, während sie für andere zur Familie gehören. Wenn wir in unserem Leben ein traumatisches Ereignis erleben, speichert die Amygdala dieses Ereignis ab und löst eine Angstreaktion aus, sobald wir das nächste Mal in eine ähnliche Situation geraten. Indem die Anwesenheit einer Ratte mit unangenehmen Reizen wie lauten Geräuschen gekoppelt wurde, brachte eine anerkannte Studie von John Watson in den 1920er Jahren einem Kind bei, Ratten zu fürchten. Das Kind lernte sofort, sich vor Ratten und anderen haarigen Nagetieren in acht zu nehmen. Als die Versuchsperson später mit ähnlichen Bedingungen konfrontiert wurden, verband die Amygdala die Ereignisse immer noch mit einer realen Bedrohung. Diese Angstreaktionen wurden noch Jahrzehnte später dokumentiert.

In einer anderen faszinierenden Studie zeigten Laboraffen, die noch nie mit Schlangen in Berührung gekommen waren, keine Angst vor ihnen, als sie zum ersten Mal mit ihnen in Kontakt kamen. Die Laboraffen hingegen zeigten in einem zweiten Versuch Angst vor denselben Schlangen, nachdem sie Aufnahmen von den Angstreaktionen ihrer wilden Artgenossen gesehen hatten, welche sich Schlangen gegenüber sahen.

Dieser Prozess, der als Angstübertragung bekannt ist, zeigt, dass wir eine Angstreaktion nicht aus erster Hand erfahren müssen, sondern dass sie zu unserer eigenen werden kann, wenn wir sehen, wie andere sie durchleben. Die meisten unserer Ängste werden laut dieser Studie von früheren Erfahrungen übernommen und/oder übertragen, welche die Amygdala, sofort als reale Befürchtungen wahrnimmt.

Wenn du etwas als gefährlich wahrnimmst, erhöht sich die Wahrscheinlichkeit, dass du die damit verbundenen Angstreaktionen erlebst. Wenn du jedoch vom Gegenteil ausgehst, verringert sich der Einfluss der Angst auf dich, sogar dann, wenn du etwas Gefährliches tust oder dich außerhalb deiner Komfortzone befindest.

Nachdem wir nun verinnerlicht haben, wie Angst funktioniert, wollen wir uns die verschiedenen Arten von Angstgefühlen genauer ansehen. Meiner Meinung nach kann man Angst klassifizieren, deshalb habe ich sie in drei Kategorien eingeteilt: evolutionäre Angst, gesellschaftliche Angst und Identitätsangst.

1. Evolutionäre Angst

Wir haben evolutionär bedingte Ängste, die uns helfen, Schmerzen und Gefahren zu entkommen. Sobaldwir mit lebensbedrohlichen Ereignissen konfrontiert werden, erhöht das Angstempfinden unsere Überlebenswahrscheinlichkeit, da die Angst unsere Sinne schärft. Unsere Vorfahren im afrikanischen Grasland fürchteten die Bedrohung durch Säbelzahntiger, und diese Angst trieb sie dazu, sich in Sicherheit zu bringen. Die Angst vor Gefahr und Leid waren reale Ängste, die unsere Vorfahren in einer unwirtlichen Umgebung am Leben erhielten. Sie sind auch heute noch gültig und helfen uns, die Gefahren der modernen Gesellschaft zu meistern.

2. Gesellschaftliche Angst

Die nächste Art von Angstgefühl ist die gesellschaftliche Angst, die wir in jungen Jahren durch einen Prozess lernen, der als Umweltkonditionierung bekannt ist. Versagensängste, Peinlichkeiten und Ablehnung sind weit verbreitete kulturelle Ängste. Wir sind häufig bereits als Jugendliche Situationen ausgesetzt, die uns diese Ängste einflößen. Ein demütigendes Erlebnis kann zum Beispiel Ängste vor Schande und Ablehnung auslösen, während das Gefühl, zu viel zu wollen, Ängste vor dem eigenen Versagen auslösen kann.

Auch hier gilt: Das müssen nicht unbedingt unsere eigenen Erfahrungen sein - es können auch die von jemand anderem zugrunde liegen, und wie bereits erwähnt, kann die Amygdala diese traumatischen Ereignisse als unsere eigenen speichern, was zu unseren tief verwurzelten Angstreaktionen führt.

Diese Ängste entstehen durch Ereignisse, die außerhalb unserer Kontrolle liegen und auf die wir keinen Einfluss haben. Unser Gehirn versucht jedoch, ihnen einen Sinn zu geben und erzeugt Ängste, die dazu führen, dass wir uns genauso verhalten wie damals, als das Ereignis zum ersten Mal eintrat.

3. Identitätsangst

Einsamkeit, Machtlosigkeit und Unsicherheit sind häufig durch Identitätsängste bedingt. Diese Ängste sind stark, weil sie den Kern dessen betreffen, was wir sind. Weil wir unsere Handlungen mit den schlimmstmöglichen Folgen sehen, können uns diese Ängste lähmen und zur Untätigkeit verleiten.

Fast alles, was wir tun, soll uns ein Gefühl von Sicherheit und Zugehörigkeit vermitteln und uns ermöglichen, Liebe sowohl auf einer gemeinschaftlichen als auch auf einer persönlichen Ebene zu erfahren. Eine Gefahr für diese grundlegenden menschlichen Bedürfnisse kann unsere tiefsten Sorgen wecken.

Die meisten dieser Ängste sind jedoch nicht echt, sondern werden von unserem Unterbewusstsein erzeugt und übertrieben. Um uns vor den Gefahren zu schützen, von denen unser Unterbewusstsein glaubt, dass sie uns begegnen können, erzeugt es eine Angstreaktion, die die meisten von uns als „Komfortzone" bezeichnen.

Angst gedeiht in den dunklen, einsamen Bereichen deiner Komfortzone, im pulsierenden Geist des Abenteuers und der Verfolgung deiner Ziele hingegen kann Angst nicht existieren, denn dort ist der Mut zuhause und vollbringt Magie.

Die Angstpsychologie

Wenn sich Emotionen aus Gefühlen und Körperreaktionen zusammensetzen, wäre Angst laut der Psychologie der Emotionen die primäre Gefühlskomponente einer jeden Phobie. Angst bezeichne ich jedoch lieber als Gefühl, denn als Emotion. Um zu erklären, warum, ist es wichtig, den Unterschied zwischen Gefühlen und Emotionen in der Psychologie zu verstehen. Diese Unterscheidung ist derzeit noch unklar, und Psychologen unterscheiden selten klar definiert zwischen Gefühl und Emotion.

Emotionen sind mehrdimensionale geistige und körperliche Prozesse, die sowohl mentale als auch körperliche Komponenten, wie Gefühle und physiologische Reaktionen, beinhalten. Folglich sind Emotionen ohne Gefühle unvollständig. Angst, die mit oder ohne körperliche Reaktionen einhergehen kann, kann sowohl ein Gefühl als auch eine Emotion sein, weil das einfache Gefühl rein psychologisch ist und keine körperlichen Reaktionen beinhaltet. Die Angst eines Schülers oder einer Schülerin vor der Prüfung würde zum Beispiel von körperlichen Reaktionen wie Herzrasen, einem erhitzten Gesicht, erweiterten Pupillen und anderen Reaktionen begleitet werden. Angst kann aber auch sehr einfach und allgemein aufreten - sogar unbewusst und ohne jede körperliche Reaktion, folglich ist sie nicht so stark wie eine Angst, die körperliche Reaktionen hervorruft. Wenn du also auf der Bühne stehst und ein Theaterstück aufführst, spürst du vielleicht keine direkte körperliche Reaktion und wirkst ruhig und normal, aber du kannst trotzdem Angst und Unbehagen empfinden.

Angst könnte also sowohl ein Gefühl als auch eine Emotion sein, aber Angst als völlig subjektive oder rein mentale

Gefühlskomponente wäre schwer zu identifizieren, weil sie nicht von beobachtbaren oder nachweisbaren körperlichen Reaktionen begleitet würde, wie es bei Angst als Emotion der Fall wäre. Angst kann als bewusste oder unbewusste, nach außen gerichtete Emotion oder als verinnerlichtes Gefühl bezeichnet werden, das von körperlichen Reaktionen begleitet sein kann, aber nicht muss.

Wenn du zum Beispiel eine unbewusste Angst vor alten, heruntergekommenen Gebäuden hast und häufig von Ereignissen in solchen Häusern träumst, kann der Traum körperliche Reaktionen hervorrufen. In diesem Fall ist diese Angst jedoch nur imaginärer Natur und nichts als ein Gefühl, das sich in Träumen entwickelt. Daher ist die Angst in diesem Fall eher ein Gefühl als eine Emotion. Einige Psychologen argumentieren, dass es sich bei dieser „Angst“ einfach um eine undefinierte Befürchtung handeln könnte, aber da der Grund für die Angst (oder Befürchtung, wie sie es nennen) die Angst vor Spukhäusern ist, handelt es sich immer noch um eine externalisierte Angst und nicht um eine verinnerlichte. Die Angst, egal ob es sich um ein Gefühl oder eine Emotion handelt, wird also externalisiert.

Die Unterscheidung zwischen Gefühlen und Emotionen ist so ähnlich wie der Versuch, zwischen Meteoriten und Asteroiden im Weltraum zu unterscheiden, denn sie würde eine gründliche Auseinandersetzung mit der Materie erfordern. Zurzeit gibt es keine ausreichenden Rahmenbedingungen oder wissenschaftlichen Beweise, um diese Unterscheidung einfach zu treffen. Das Thema Emotionen ist jedoch Gegenstand der jüngsten Untersuchungen zum Bewusstsein. Obwohl naturwissenschaftliche Theoretiker davon ausgehen mögen, dass wir nur durch neuronale Verbindungen definiert werden, lässt sich die Tatsache, dassEmotionen und Gefühle den Kern des Menschseins ausmachen, nicht leugnen.

Da es aber um die Psychologie der Angst geht, ist es wichtig zu verstehen, warum Angst auftritt und welche Behandlungsmöglichkeiten es für Angst gibt. Angst kann als unbewusstes Gefühl der Furcht beschrieben werden, oder sie kann als eine kompliziertere Emotion auftreten. Phobien, d.h. anhaltende pathologische Ängste, die sich auf bestimmte Dinge und Umstände richten, sind eine weitere Form der Angst. Phobien, wie z. B. Spinnen- oder Höhenangst, sind übertriebene oder intensive Angstzustände, die erhebliche körperliche Reaktionen hervorrufen und an Paranoia grenzen können. Angst kann sich also als akute Emotion mit körperlichen Reaktionen äußern, z. B. in Form von ausgewachsenen Phobien, oder, wie erwähnt, als undefinierbares Gefühl. Zur präziseren Unterscheidung lässt sich Folgendes feststellen:

- **Angst als Emotion:** Diese Form der Angst ist eine starke emotionale Reaktion auf eine Situation, ein Objekt oder ein Ereignis, wenn sie von Körperreaktionen begleitet wird. Angst beginnt natürlich mit einem Gefühl oder einer subjektiven Komponente, weil das Gefühl der Angst verinnerlicht ist. Das bedeutet, dass sich die Person vor der Situation fürchtet, noch bevor sie physisch darauf reagiert. Diese Art von Angst, bei der sich die Person des Gefühls bewusst ist und stark darauf reagiert, äußert sich daher als starke Emotion.

- **Angst als eine Empfindung:** Angst kann sich einfach als ein subjektives Gefühl, ein Unbehagen oder ein unbewusster

Eindruck von Gefahr oder Bedrohung äußern, der keine nennenswerten körperlichen Reaktionen hervorruft. Angst wird daher unwillkürlich als Emotion in Albträumen, Versprechern, Unaufmerksamkeiten usw. ausgelöst.

- **Angst als Beklemmung:** Wenn verinnerlichte Angst ein komplexes Gefühl der Furcht beinhaltet, könnte Angst als Gefühl die subjektive Grundlage bilden. Angst beginnt mit einer simplen Furcht, aber sie ist oft unbewusster Natur, wird fortwährend verinnerlicht und weiter verbreitet.

- **Angst als Phobie:** Angst als Phobie ist eine krankhafte emotionale Reaktion auf bestimmte Dinge oder Erfahrungen, die über einen längeren Zeitraum anhält. Der Unterschied zwischen Angst und Phobie besteht darin, dass Phobien immer nach außen gerichtet sind, während Angst verinnerlicht ist. Furcht ist sowohl bei Angst als auch bei Phobien eine Komponente, unabhängig davon, ob sie als Emotion nach außen oder als Gefühl nach innen gerichtet ist. Phobien hingegen sind abnormale Reaktionen auf Angst als komplizierte Emotion und Körperreaktion. Da Phobien aus Emotionen und starken Reaktionen bestehen, werden die Reaktionen bei Phobien weiter verstärkt, was dazu führt, dass Menschen mit Phobien extrem reagieren und Panikattacken erleiden, insbesondere aufgrund der intensiven und unkontrollierbaren Körperreaktionen.

Die Ursprünge der Angst zu verstehen, wird in der psychologischen therapeutischen Forschung der Zukunft ein großes Thema sein. Dies kann etwa durch neurologische Untersuchungen und Studien der körperlichen Reaktionen und psychischen Zustände eingehender studiert werden. Angst sollte in bestimmten Situationen als Grundgefühl oder komplizierte emotionale Reaktion charakterisiert werden, während Phobien komplexere Reaktionen hervorrufen und deshalb gesondert bewertet werden müssen.

DER ANGSTFAKTOR

Vermutlich hast du dir deine Ziele bereits gesetzt und das Leben ausgemalt, das du führen willst. Du kannst es dir bildlich vorstellen, aber irgendetwas steht dir immer im Weg. Wäre es denkbar, dass es die bloße Angst ist??

Angst hat die Angewohnheit, psychologische Hemmnisse in unseren Köpfen zu hinterlassen, die uns daran hindern, unsere Ziele zu erreichen. Obwohl die Angst nur subjektiv wahrgenommen wird, scheint sie jedoch ganz real zu sein. Dieser Phantomschrecken spielt Psychospielchen mit uns und raubt uns jegliches vernünftige Denken, das wir brauchen, um weiterzukommen.

Wenn wir Angst empfinden, reagiert der angstbezogene Teil unseres Gehirns instinktiv. Er verursacht Symptome wie Herzklopfen, Angstzustände und schwitzige Hände. Wenn deine Angst auf Zweifeln an deiner eigenen Leistungsfähigkeit beruht, erlaubt sie dir, eine Ausrede dafür zu finden, dass du deinen Aufgaben nicht nachkommen kannst.

Angst ist ein vollkommen unbewusster Prozess. Du bist dadurch gezwungen, als Reaktion auf die Angst, dein Denken, Glauben und auch dein Verhalten auszurichten. Wenn offensichtliche Angst auf negativen Erfahrungen aus der Vergangenheit beruht, wird das Unterbewusstsein dich noch mehr verunsichern, so dass du unbeweglich und unfähig bist, auch nur einen ersten Schritt zu tun.

Weil wir alles tun, um Leid oder Unbehagen in unserem Leben zu vermeiden, erliegen wir den Bedenken, mit denen uns unser Unterbewusstsein füttert. Diese Befürchtungen hindern dich daran, den ersten Schritt zu tun. Dein Ehrgeiz mag manchmal in dir pochen und dich motivieren, den nächsten Schritt zu gehen, aber die Unannehmlichkeiten und Zweifel, die durch die Angst hervorgerufen werden, können so viel stärker sein als dein eigener Ehrgeiz, dass du nicht in der Lage bist, es auch durchzuziehen.

Diese Sorgen zehren mit der Zeit an deinem Selbstvertrauen. Du fängst an, Ausreden zu finden, weil du Dinge nicht erledigen kannst. Du nimmst die Rolle eines Opfers an und versinkst in Selbstmitleid. Du beginnst, dich niedergeschlagen zu fühlen, denn im Namen der Angst sinkt auch dein Selbstwertgefühl.

Die Angst nagt an deinem Selbstvertrauen

Ist dir schon mal aufgefallen, wie leicht es dir fällt, fantastische, zielführende Ideen zu entwickeln? Du bist dir schnell sicher, dass dies die Idee schlechthin ist und kannst es kaum erwarten, deinen Freunden und deiner Familie davon zu erzählen. Doch mit der Zeit lässt die Begeisterung nach.

Die Menschen in deinem Leben haben schon so oft von dir davon gehört, dass sie nur noch höflich auf deinen Hype reagieren. Du bekommst den Ruf, dass du nur redest und nichts wirklich anpackst, folglich schwindet dein Selbstvertrauen allmählich. Wie oft ist dir so etwas schon passiert? Welche Faktoren spielen deiner Meinung nach bei diesem Syndrom eine Rolle? Ist es möglich, dass es die Angst ist?

Du musst mit der Angstkomponente in deinem Leben fertig werden, um die Brücke vom Streben zum Erreichen deiner Ziele zu überqueren. Vielleicht schaffst du es sogar in anderen Bereichen deines Lebens mutig sein, aber es gibt dennoch immer etwas, das gegen dich arbeitet, wenn es darum geht, deine Ziele zu erreichen. Die Angst ist dieses *Etwas*.

Wenn sich die Angst deiner Strategie in den Weg stellt, gefährdet sie deine Fähigkeit, deine Strategien zu verwirklichen. Dein Enthusiasmus lässt mit der Zeit nach, und alles kommt zum Stillstand. Du bist wieder einmal von dir selbst enttäuscht und weißt nicht, was passiert ist. Dein Selbstvertrauen sinkt drastisch. Du ziehst dich aus Scham zurück und schiebst die Dinge auf, bis du dich sicher genug fühlst, um dich erneut als Macher zu outen, und hoffst inzwischen, dass dich niemand nach deinem letzten Fehlschlag fragt.

Erfolgsbezogene Phobien

Angst übernimmt die Kontrolle über dein Leben, sobald sie dein Selbstvertrauen untergraben hat. Sie lauert im Unterbewusstsein und kontrolliert deine gesamte Existenz. Jeder fehlgeschlagene Versuch oder jedes Vermeiden von Herausforderungen aufgrund von Angst verstärkt dein ängstliches Verhalten noch mehr. Diese Angst breitet sich dann auf jeden Aspekt deines Lebens aus und dein gesamtes Selbstwertgefühl leidet durch den Verlust des Selbstvertrauens. Wenn man beginnt, das zu erleben, was viele als „Angst vor dem Erfolg" bezeichnen, dominiert der Selbstkritiker den kognitiven Prozess und Selbstzweifel schleichen sich schließlich ein. Wenn du dich deiner Angst nicht stellst, wird sie dir weiterhin jeden Schritt vereiteln.

Schauen wir uns an, was die Angst vor dem Erfolg wirklich bedeutet:

- **Dein Selbstwertgefühl verändert sich.** Warum solltest du dich überhaupt anstrengen, wenn du glaubst, dass du eines positiven Ergebnisses oder der Anerkennung deiner Leistungen nicht würdig bist? Du hast so viel Angst davor, zu versagen oder einen Fehler zu machen, dass du die Aufgabe gar nicht erst in Angriff nehmen willst.

- **Du misstraust deinen eigenen Talenten.** Du strengst dich nicht länger an, um ein Projekt in Angriff zu nehmen.

- **Du fühlst dich minderwertig**, wenn du dich mit anderen vergleichst und glaubst, dass es nie genug ist, egal wie viel du erreichst.

- **Du Du leidest an chronischer Unzufriedenheit.**

Trifft eine dieser Aussagen auf dich zu? Überprüfe deine Befürchtungen, um zu sehen, ob du in eine der oben genannten Kategorien passt.

Angstkonditionierung
Angst ist ein natürliches Überlebenshilfsmittel, das wir alle in uns tragen. Sie dient dazu, uns vor Schaden zu bewahren, aber die gleiche Angst, die uns schützt, kann auch ein Hindernis in unserem Leben darstellen.

Vielleicht wirst du aber auch nur durch Ängste zurückgehalten, die durch unsere Kultur, unsere Sozialstruktur und unsere Ideale entstehen. In der modernen Kultur wird

Erfolg in Form von Einkommen, Ruhm und Ansehen gemessen. Wir werden danach beurteilt, wie wir im Vergleich zu diesen Standards abschneiden. Wenn dein Vertrauen in deine Fähigkeiten nicht hoch genug ist, um dich vergleichsweise leistungsfähig zu fühlen, macht sich Angst breit. Angst ist eine häufige Folge dieser Umstände. Das ist exakt der Punkt, an dem die Konditionierung beginnt. Eine solche erlernte Gewohnheit prägt sich in die Psyche ein, wenn sie im Laufe der Zeit wiederholt erlebt wird.

Diese Art der Angstkonditionierung kann dich stark einschüchtern. Sie führt dazu, dass du etwas Wichtiges aufschiebst, das einen großen Unterschied in deinem Leben machen kann. Jedes Mal, wenn du etwas aufschiebst, wird die Angst noch weiter verstärkt und das Problem verschärft sich. Du ertappst dich dabei, wie du etwas tust oder handelst, das so gar nicht zu dir passt, weil Angst eine natürliche, physiologische Reaktion ist.

Dein Selbstbild wird durch eine solche Kontitionierung unausweichlich ruiniert. Du setzt dich unter großen Stress, weil du das Gefühl hast, dass du deinen eigenen Ansprüchen nicht gerecht werden kannst, ganz zu schweigen von den höheren Ansprüchen, die unsere Gesellschaftskultur an dich stellt.

Angst wird uns bereits als Kindern eingeflößt, weil diejenigen, die Macht über uns haben, wissen, dass Angst ein wirksames Mittel zur Kontrolle ist. Das scheint gut zu funktionieren, wenn unsere Eltern uns vor den schrecklichen Dingen warnen, die passieren könnten, wenn wir:

- Mit einem Lutscher im Mund herumlaufen.
- Mit Fremden sprechen.

- Alkohol, Tabak oder Drogen konsumieren.
- Unsere Gemüsedosis verweigern.
- Schlechte Schulnoten heimbringen.
- Die Regeln unserer Eltern missachten.

Es ist die Pflicht der Eltern, ihre Kinder über die Gefahren des Lebens aufzuklären. Die Erziehung hingegen *erzieht*, mit der Angst als Hilfsmittel der Einschüchterung. Allzu oft ziehen Eltern und Lehrkräfte die Angst der achtsamen Erziehung vor. So ist es nicht weiter verwunderlich, dass Eltern, Lehrer, Trainer, Politiker, Arbeitgeber und auch die Medien häufig angstschürende Strategien anwenden, um ihre Ziele zu erreichen.

Die Angst hat ihre Ursprünge

Die Furcht, nicht zu überleben, ist unsere größte Angst. Eine weitere tiefgreifende Befürchtung ist, dass wir nicht gemocht werden. Wenn Gott oder die Religion ins Spiel kommen, werden die beiden untrennbar miteinander verbunden. In einigen Religionen wird behauptet, dass das Fallen in Gottes Gunst (ungeliebt zu sein) bedeutet, die Ewigkeit in der Hölle zu verbringen (ergo nicht zu überleben).

Auch ohne den Einfluss der religiösen Grundlagen ist die Angst, das Leben oder die Liebe zu verlieren, die Wurzel der meisten unserer Hemmnisse. Such dir ein Angstgefühl aus, das du gerade erlebst, und verfolge sie bis zu ihrem Ursprung zurück. Ich bin sicher, du wirst feststellen, dass auch du Angst vor persönlichem Schaden (im Extremfall der Tod) oder emotionalem Schaden (der Verlust der Zuneigung von jemandem, der dir wichtig ist) verspürst.

Der Einfluss der Angst

In der Kindheit hilft uns die Angst, unsichere Situationen zu vermeiden. Ein gesundes persönliches Wachstum erfordert, dass wir unsere Ängste erforschen, wenn wir erwachsen werden. Sind unsere Ängste eine Hilfe oder ein Hindernis für uns? So viele von uns hangeln sich jeden Tag von einer Angst zur nächsten, ohne es überhaupt zu bemerken.

Wir verlieren auch unsere Fähigkeit, kreativ zu sein, wenn wir Angst haben, dann werden die Ressourcen unseres Körpers mobilisiert, um mit dem befürchteten Ereignis fertig zu werden, sodass wir uns auf nichts anderes konzentrieren können. Wenn du schon einmal um die Gesundheit und das Überleben eines geliebten Menschen gefürchtet hast oder ein Ereignis erwartet hast, das sich drastisch auf dein Leben auswirken würde, hast du diese Erfahrung selbst erlebt. Wenn du am Krankenbett eines geliebten Menschen sitzt oder ein Unwetter erlebst, ist es schwierig, positiv, kreativ und aktiv zu bleiben.

Das Schlimmste daran ist nicht der vorübergehende Verlust deines Einfallsreichtums, denn gerade die übermäßige Konzentration auf ein befürchtetes Ereignis kann es begünstigen. Das Gesetz der Anziehung besagt, dass wir das anziehen, worauf wir uns konzentrieren. Die negative Energie, die wir erzeugen, neigt dazu, Ereignisse mit vergleichbarer Negativität magisch anzuziehen.

Wir verpassen ein wertvolles Geschenk - das Auskosten der Gegenwart - während wir auf ein befürchtetes Ereignis fixiert sind. Da diese stets in der Zukunft liegen, verpassen wir es, den gegenwärtigen Moment zu schätzen. Leider verpassen wir so Sekunde für Sekunde das Leben, denn gerade der aktuelle Moment ist das Leben. Das ist es, worum es im Leben geht.

Die Vergangenheit ist nicht mehr wichtig - was jetzt zählt, ist das, was wir daraus gemacht haben. Die Zukunft hingegen ist unvorhersehbar, denn niemand kann irgendetwas mit wirklicher Präzision vorhersagen.

Angst ist wie das Schaukeln auf einem Stuhl: Du verbrauchst viel Energie, aber du kommst nicht weiter. „Angst", wie Yoda es ausdrückte, „führt zu Wut; Wut führt zu Hass; Hass führt zu Schmerz."

EIN LEBEN IN ANGST

Ein angstgetriebenes Leben ist ein Leben, in dem die Angst die Hauptmotivation für die eigenen Gedanken, Entscheidungen und Handlungen bildet. Die Mehrheit der Menschen lebt in ständiger Angst, denn unsere heutige Kultur fördert sie. Was bedeutet es nun, ein Leben zu führen, das von Angst bestimmt ist??

Angst ist der treibende Faktor hinter den meisten Gedanken und Handlungen in einem solchen Leben. Die Angst vor dem Tod, der Einsamkeit, der Armut oder dem Schmerz sind Beispiele für solche Ängste.

Die Angst rührt von einem Mangel an Wissen und Glauben an die eigene "Göttlichkeit" her. Ein Mensch ist von seiner göttlichen Essenz, der bedingungslosen, grenzenlosen Liebe, abgeschnitten, da er nicht an seine eigene Göttlichkeit glaubt oder daran, dass er Mitschöpfer seines eigenen Lebens ist. Der Grad der Angst steht für die Distanz zwischen einem Menschen und seiner Göttlichkeit.

Diese Furcht führt zu einem Fokus auf die eigene Sterblichkeit, Isolation und finanzielle Unsicherheit im Leben, was ironischerweise Tod, Einsamkeit und Armut hervorrufen kann. Je mehr Angst wir haben, desto mehr fühlen wir uns gezwungen, die Kontrolle über unser Leben auszuüben, indem wir die Natur und alles andere manipulieren, um Tod, Einsamkeit, Armut und Leid zu verhindern.

Angst hat die Eigenschaft, uns hilflos zu machen. Sie kann dazu führen, dass wir den Kontakt zu unseren Gefühlen und Gedanken verlieren, was zu falschen Entscheidungen und Urteilen führt. Sie verzerrt unsere Wahrnehmungen und jede Entscheidung, die auf Angst basiert, führt wahrscheinlich zu weiterem Leid.

Die Angst verstehen

Wir sind spirituelle Wesen. Menschen sind Liebe in ihrer reinsten Form - unendlich, von innen strahlend und bedingungslos. Bedauerlicherweise verbringen wir unser Leben jedoch nicht als spirituelle Wesen. In Wahrheit leben wir so, als wären wir nichts weiter als unser Körper. Infolgedessen haben wir nur ein begrenztes Bewusstsein und eine begrenzte Beziehung zur Liebe.

In der Abwesenheit von Liebe existiert auch die Angst. Als Folge dieser Trennung fühlen wir uns einsam und unsicher - Angst entsteht sozusagen als Folge unserer Trennung von unserer eigentlichen Essenz.

Die Merkmale eines von Liebe geprägten Lebens werden mit denen eines von Angst geprägten Lebens wie folgt verglichen:

1. Selbstbestimmung

Von Liebe geprägtes Leben: Die Angst vor Tod, Schmerz, Einsamkeit und Armut ist in einem von Liebe geprägten Leben nicht vorhanden. Man fühlt sich nicht gezwungen, das Leben zwanghaft zu kontrollieren.

Angstgeprägtes Leben: Trotz der Anhäufung von Reichtum und Macht erfolgt keine wirkliche Freiheit von der Angst vor Tod, Qualen, Einsamkeit und Armut.

2. Gegenwart

Von Liebe geprägtes Leben: Man lebt im gegenwärtigen Moment.

Angstgeprägtes Leben: Man lebt in der Vergangenheit und/ oder in der Zukunft.

3. Lebenszufriedenheit

Von Liebe geprägtes Leben: Es herrscht innere Ruhe, Gelassenheit und Zufriedenheit.

Angstgeprägtes Leben: Es gibt keine wirkliche Gelassenheit und keinen Seelenfrieden.

4. Wahrnehmung

Von Liebe geprägtes Leben: Man ist sich seiner eigenen Stärken und Schwächen bewusst und hat die Kraft, sich ihnen zu stellen und sie anzugehen.

Angstgeprägtes Leben: Mangelndes Verständnis für die eigenen Stärken und Grenzen sowie ein Widerwille, sich nach innen zu wenden und sich seinem wahren Selbst zu stellen.

5. Sicherheit und Geborgenheit

Von Liebe geprägtes Leben: Man behält das Gefühl, genug zu haben und vertraut darauf, dass die Vorsehung für einen sorgt. Selbst wenn man wenig hat, bleibt ein Gefühl der Sicherheit.

Angstgeprägtes Leben: Obwohl man Reichtum und Macht anhäuft, hat man immer das Gefühl, dass man nicht genug hat. Man fühlt sich unwohl.

6. Konsequenzen

Von Liebe geprägtes Leben: Ein Gefühl der stressfreien Erfüllung ist immer in Reichweite.

Angstgeprägtes Leben: Das Leben ist ein ständiger Kampf. Trotz weltlicher Errungenschaften ist ein Gefühl der Unzufriedenheit die Regel.

Angst hat viele Gesichter

Angst kann viele Formen annehmen und sich entweder nach innen oder nach außen, auf andere, richten. Wut und Hass zum Beispiel sind äußere Symptome der Angst, die sich gegen andere richten, aber Schuld und Scham sind innere Gefühle der Angst, die sich gegen uns selbst richten.

In unserem Alltag kann es schwierig sein, die vielen Gesichter der Angst einzuordnen. Die meisten von ihnen zeigen sich auf sehr subtile Weise, und wenn wir nicht aufpassen, können wir sie schnell übersehen.

Die meisten unserer Ängste sind heimtückisch, fliegen unter dem Radar und schleichen sich unter unsere Haut. Alles beginnt mit einem einzigen ängstlichen Gedanken, der zu einem weiteren führt und sich fortsetzt. Schon bald hat er sich vor deinen Augen verselbstständigt. Diese Art von Gewohnheit kann uns buchstäblich in Angst und Schrecken versetzen, wenn wir nicht wachsam sind oder keine ausreichende Selbstwahrnehmung haben.

Angst ist ein weit verbreitetes Gefühl, das wir praktisch jeden Tag in uns spüren können. Wenn wir uns dessen nicht bewusst sind, neigen wir dazu, diese Neigung jedes Mal zu wiederholen, sobald wir sie in uns aufkommen lassen. Die gute

Nachricht ist, dass wir diesen Trend umkehren können, indem wir uns in Achtsamkeit üben und unsere Selbstwahrnehmung schärfen. Je eher wir diese negative Neigung in uns erkennen, desto leichter wird es sein, sie zu stoppen oder durch etwas Positiveres und Gesünderes zu ersetzen. Wenn wir dies regelmäßig anstreben, lockern wir nach und nach den Griff, den die Angst auf uns ausübt.

Verlustangst

Alle Erscheinungsformen von Angst lassen sich im Prinzip auf die Angst vor Verlust zurückführen. Hier sind ein paar Dinge aufgeführt, die wir keinesfalls verlieren wollen:

- Unser Ego
- Kontrolle
- Sicherheit
- Selbstbestimmung
- Gesundheit
- Wohlstand

Der Weg zur Befreiung besteht darin, angstbasierte Verhaltensmuster zu verändern, aber es ist schwierig, diese Muster in sich selbst zu erkennen.

—Ingrid Bacci

Die Mehrheit von allem, was wir denken, sagen und tun, wird durch Angst motiviert. Unsere gesamte heutige Zivilisation ist auf Angst ausgerichtet. Wir haben Angst vor dem Verlust unseres Lebens (Tod), unserer Gesundheit (Krankheit), unserer Sicherheit (Armut) und unserer Jugend (Alterung). Wir haben Angst, weil wir nicht anerkennen, dass diese Veränderungen ein unvermeidlicher Teil des Lebens sind.

Unsere physische Existenz ist endlich. Sie ist kurzlebig. Stattdessen sollten wir diese Realität akzeptieren und willkommen heißen, denn in der Gegenwart der Akzeptanz kann die Angst nicht länger existieren. Sie verschwindet! Dann können wir uns endlich dem eigentlichen Leben widmen und im Moment zuhause sein.

Angst bringt uns dazu, uns auf die Vergangenheit oder die Zukunft zu konzentrieren. Wir können leichter in der Gegenwart leben, wenn wir keine Angst haben. Deshalb müssen wir unsere angstbasierte Kultur in eine Kultur verwandeln, die auf bedingungsloser Liebe basiert. Aber wie kommen wir von einem angstgesteuerten Lebensstil zu einem, der auf bedingungsloser Liebe basiert?

Wir erreichen dies, indem wir unser Ego loslassen! Unser Ego ist das größte Hindernis auf dem Weg zu einem Leben zu bedingungsloser Liebe.

Das Ego wird als der Teil des Bewusstseins definiert, der sich selbst als von anderen unterschieden erkennt. Die Existenz des Egos hat zur Folge, dass wir uns grundsätzlich von anderen Lebewesen getrennt fühlen. Wenn wir unser Ego beseitigen, beseitigen wir auch unser Gefühl der Trennung von der Schöpfung (oder von Gott).

(Ich verwende das Wort „Gott“ mit Vorsicht, weil der Begriff für verschiedene Menschen unterschiedliche Bedeutungen haben kann.) Wir alle haben unsere eigenen vorgefassten Meinungen darüber, wer oder was Gott ist. Für mich bedeutet Gott die gesamte Schöpfung, die Natur, wie auch unsere spirituelle Essenz.)

Angst und Unsicherheit sind aus unserer Entfremdung von Gott entstanden. Angst und Unsicherheit sowie das Gefühl der Isolation sind also untrennbar mit dem Ego verknüpft. Die einzige Möglichkeit, all diese Gefühle von Angst, Unsicherheit und Isolation loszuwerden, ist, das Ego loszuwerden. Wenn das Ego verschwunden ist, bleibt uns nur noch unsere wahre Natur: bedingungslose Liebe, Ausstrahlung, Weisheit, Wissen und das Sein.

Alltagsängste

Unser tägliches Leben bietet viele Möglichkeiten für spirituelles Wachstum. Jeder Moment ist eine Gelegenheit, uns bewusster zu machen, was wir denken, sagen und tun. Jede Antwort lehrt uns Selbsterkenntnis und die Kunst des Loslassens.

Bei jedem Schritt, den du tust wirst du mit der Angst konfrontiert, doch Angst ist nicht unser wahres Wesen. Wir sind jedoch zu sehr in unserer angstbasierten Kultur verwurzelt, als dass wir uns ohne weiteres ändern könnten.

Wir versuchen, unsere Angst zu lindern, indem wir handeln, etwas erreichen und nach außen schauen - im Grunde versuchen wir, unseren Geist zu beschäftigen und uns von unseren Sorgen abzulenken - und finden dabei eine vorübergehende Atempause. So kommen wir zu dem falschen Schluss, dass Handeln und Leistung uns helfen können, unsere Ängste zu überwinden. In Wahrheit dienen sie nur dazu, unsere Aufmerksamkeit von unserer Angst abzulenken. Unsere Angst bleibt auch dann noch bestehen, wenn wir alles erreicht haben. Das Tun und Erreichen ist für uns jedoch zur Gewohnheit geworden - ein Handlungsmuster, von dem wir glauben, dass es uns helfen würde, unsere Ängste zu überwinden.

Natürlich irren wir uns, aber wie ein Drogensüchtiger können wir uns nicht von unserer Sucht befreien. Wir sind hineingesogen worden! Dieses Verhalten zu ändern, wird Zeit und Arbeit erfordern, aber ich glaube, dass sich das Endergebnis lohnen wird. Es ist in der Tat der einzige Weg, ein Leben ohne Angst zu führen.

Glaube ist der Glaube an etwas, das wir nicht sehen können; Angst ist der Glaube, dass etwas, das wir nicht sehen können, passieren wird.

Die Tatsache, dass unsere Definitionen von Glaube und Angst die gleichen sind, ist sehr aufschlussreich. Der einzige Unterschied besteht darin, worauf du dich konzentrieren willst. Es ist Vertrauen, wenn wir uns auf das konzentrieren, was wir wollen. Wenn du dich hingegen auf das konzentrierst, was du nicht willst, wird es zu einer Quelle der Angst.

Angst und Krankheit

Klinische Experimente in der Medizin haben gezeigt, dass Menschen, die krank werden, oft Persönlichkeitsmerkmale haben, die sie für Krankheiten zu prädisponieren scheinen. Das erklärt, warum manche Menschen, obwohl alles andere gleich zu sein scheint, Krankheiten wie Krebs bekommen und andere nicht.

Es deutet vieles darauf hin, dass diejenigen, die sich ständig Sorgen machen, anfälliger für Krankheiten sind. Anders ausgedrückt: Wenn du dir zu viele Sorgen machst, dass du Krebs bekommen könntest, erhöhst du die Wahrscheinlichkeit, dass du ihn tatsächlich bekommst.

Zweifel

Angst äußert sich in Zweifeln. Am Anfang einer jeden spirituellen Aktivität sind Zweifel sehr verbreitet. Das liegt daran, dass wir am Anfang unseres spirituellen Weges noch nicht das „Wissen“ haben, sondern nur den „Glauben“, der vom Vertrauen in andere abhängt, die uns den Weg gezeigt haben. Wir müssen darauf vertrauen, dass sie uns nicht täuschen.

Nur wenn wir so lange durchhalten, bis aus dem Glauben auch Wissen wird - bis wir die Früchte selbst ernten können - werden wir in der Lage sein, die Wahrheit zu entdecken.

Schuld, Wut und Vergebung

Wer ein spirituelles Leben führen will, muss seinen eigenen Zorn und seine Schuld erkennen, zugeben und damit umgehen. Wenn unser Ego angegriffen wird, werden wir wütend. Wenn wir es genau betrachten, werden wir feststellen, dass Wut auch ein unterschwelliger Ausdruck von Angst ist. Wir können zum Beispiel wütend auf einen unvorsichtigen Autofahrer werden, der unsere Fahrbahn kreuzt und damit unser Leben in Gefahr bringt - wir sahen uns in Gefahr, unser Leben zu verlieren oder körperlich verletzt zu werden.

Auf den ersten Blick scheint Wut eine Emotion zu sein, die sich auf etwas außerhalb von uns selbst richtet, z. B. auf eine Person oder ein Ereignis, das uns ärgert. Bei näherer Betrachtung unserer Wut zeigt sich jedoch, dass sie häufig auch gegen uns selbst gerichtet ist. Wir können uns etwa oft auch selbst die Schuld dafür geben, dass wir den gefährlichen Autofahrer nicht früher erkannt haben und ihm somit nicht ausgewichen sind.

Wenn wir uns selbst für etwas verantwortlich machen, das wir getan oder nicht getan haben und von dem wir glauben, dass es ethisch falsch ist, empfinden wir Schuldbewusstsein. Wut und Schuld sind beides beklemmende Gefühle. Sie sind nicht nur schädlich für unser spirituelles Wachstum, sondern können uns auch daran hindern, physisch voranzukommen. Sie behindern den Einfluss unserer wahren Essenz in unserem Leben, indem sie Blockaden und Widerstand erzeugen.

Negative Emotionen wirken wie Krebszellen und verbreiten Giftstoffe in unserem gesamten Wohlbefinden - körperlich, emotional, kognitiv und spirituell - wenn wir sie nicht bekämpfen. Deshalb müssen Wut und Schuldgefühle erkannt, akzeptiert und bekämpft werden, was durch Selbsterkenntnis und Loslassen erreicht werden kann. Vergebung ist eines der mächtigsten Werkzeuge, um unsere Wut und Schuld loszulassen.

In Wirklichkeit ist die Selbstvergebung für die Selbstheilung sogar notwendig. Wenn wir weiterhin Zorn und Schuldgefühle in uns tragen, riskieren wir krebsartige Wucherungen. In dem Moment, in dem wir uns entscheiden, uns selbst und anderen zu vergeben, die uns diese unangenehmen Gefühle beschert haben, beginnen wir auf allen Ebenen zu heilen - körperlich, emotional, kognitiv und spirituell.

Angst vs. Liebe

Ein älterer Mann sagte zu seinem Enkel:

„Ich habe zwei Tiger in mir gefangen. Der eine ist charakterisiert durch Liebe und Mitgefühl, der andere als Angst und Wut."

„Welcher wird gewinnen, Großvater?", fragte der junge Bursche.

„Der, den ich füttere", erwiderte der alte Mann.

Unsere Macht wird uns durch die Angst genommen. Wenn wir in Angst leben und uns ängstlich verhalten, geben wir im Grunde unsere Autorität auf. Wir bekräftigen damit nur unsere Ansicht, dass wir nicht die spirituellen Wesen sind, die uns ausmachen. Wir reden uns ein, dass wir etwas außerhalb brauchen, damit wir uns besser fühlen.

In unserem täglichen Leben geben wir leider viel zu viel von unserer Macht über uns ab. Wir verlieren sie sukzessive und entfernen uns immer weiter von unserer Essenz der Liebe und Ganzheit, wenn wir Entscheidungen treffen, die auf Angst statt auf Liebe basieren. Jede Handlung, jede Rede und jeder Gedanke, der durch Angst motiviert ist, trennt uns nur noch weiter von unserer Spiritualität.

Um unsere Macht zurückzuerobern, müssen wir aus der Liebe heraus handeln, sprechen und denken - niemals aus Angst heraus! Wir brauchen dafür beides: Mut und Durchhaltevermögen. Wir müssen verstehen, dass *es* möglich ist. Nur dann werden wir in der Lage sein, wahre Freiheit zu erlangen, denn die einzige Freiheit, die du jemals brauchen wirst, ist die, frei von Angst zu sein.

Der Preis der Angst

Wenn wir ein glückliches Leben führen wollen, müssen wir unsere Ängste überwinden. Die Wahrheit ist, dass wir für unsere Angst einen hohen Preis zahlen, sowohl finanziell als auch geistig. Angst ist eine verdammt teure Angewohnheit und wir geben viel Geld und Mühe für den Versuch aus, unsere Ängste zu überwinden.

Der höchste Preis ist jedoch unsere spirituelle Entwicklung. Jedes Mal, wenn wir die Angst zulassen, bestätigen wir ihre „Nützlichkeit" und halten ihre Neigung in unserem Leben aufrecht. Ihre Macht über uns wächst, während sie unser Leben immer fester im Würgegriff hat. Angst und Liebe können nicht nebeneinander existieren, sobald die Angst zu weichen beginnt, entwickelt sich auch die Liebe. Sie können nicht zur gleichen Zeit koexistieren.

Oft wählen wir den falschen Weg - von einem spirituellen Wesen, das von bedingungsloser Liebe erfüllt ist, zu einem körperlichen Wesen, das von Furcht geplagt ist. Wir müssen diesen Prozess nun umkehren, und dazu müssen wir uns unserer Gedanken bewusst sein, um unsere Angst zu erfassen und sie durch Liebe zu ersetzen!

Angst kann auf zwei verschiedene Arten empfunden werden

Angst ist das Einzige, wovor wir uns fürchten müssen. Als Nächstes werden wir uns ansehen, warum das so ist, was Angst wirklich ist und wie sie mit ein paar einfachen Methoden, die in weniger als zehn Minuten erlernt werden können, in etwas Kraftvolles und Produktives für dich verwandelt werden kann.

Das ist unbezahlbares Wissen, denn meistens hindert uns die Angst daran, die notwendigen Veränderungen vorzunehmen, um unser Leben zu verbessern. Wenn die Veränderung von außen kommt - eine Entlassung, ein Todesfall in der Familie, der Verlust einer Beziehung - lähmt uns die Angst. All diese Ereignisse, die Veränderungen mit sich bringen, lösen bei den Menschen Angst aus. Wie wir mit der Angst umgehen, entscheidet darüber, ob wir ein positives Ergebnis erzielen oder nicht.

Angst ist laut Websters Definition „eine unangenehme, typischerweise starke Emotion, die durch die Erwartung oder das Bewusstsein einer Gefahr ausgelöst wird“.

„Eine pessimistische Erwartung an die Zukunft“ oder „das Gefühl, dass etwas verloren geht oder weggenommen wird“ sind zwei weitere Möglichkeiten, es zu beschreiben. Woher kommt diese Angst? Ist sie eine Folge der Dinge, die uns Angst machen? Nein. Sie entsteht in uns selbst. Angst ist ein Gefühl. Ist ein Gefühl eine Tatsache? Wenn wir Angst erleben, fühlt sie sich sicherlich real an. Aber ist das auch der Fall? Nein. Unsere Gefühle sind das Ergebnis unserer Vorstellungskraft. Gedanken lassen Gefühle entstehen.

Wenn wir das Gefühl der Angst erzeugen können, sollten wir auch in der Lage sein, es zu kontrollieren!

Wie oft hat dich deine Angst schon beherrscht? Wie oft hat sie dich zum Schwitzen gebracht, dir fast den Atem stocken lassen, dir ein flaues Gefühl im Magen beschert und dich gelähmt?

Vielleicht wurdest du entlassen oder stehst vor einer Veränderung. Vielleicht steckst du mitten in einer gescheiterten Beziehung oder erlebst eine finanzielle Krise. Was auch immer der Fall sein mag, ich habe eine wunderbare Nachricht für dich.

Wir erleben Angst zu bestimmten Zeiten, die wir als „Krisen“ bezeichnen. Das haben schon die alten Chinesen festgestellt, die auch bemerkten, dass Angst zwei Komponenten enthält: Sorge und Erregung.

Sie haben festgestellt, dass eine „Krise“ einen Konflikt zwischen Gefahr und Chance darstellt. Welchen Begriff du als Grundlage für deine Situation nimmst, liegt ganz bei dir! Und es gibt noch mehr gute Nachrichten. Du hast die Wahl!

Dennoch wird die Angst nie völlig verschwinden, doch der einzige Weg, sie zu bezwingen, ist, konstruktiv zu handeln.

Nur wenn du dich deiner Angst stellst, wirst du dich befreien und schließlich besser fühlen.

Angst ist etwas, das jeder durchmacht, du bist also nicht allein. Auch wenn ein Problem schwer zu handhaben ist, während die Furcht dich gefangen hält, so ist es dennoch weniger beängstigend, sie zu überwinden, als mit ihr dauerhaft zu leben. Meinst du nicht auch?

Was tust du, wenn du Angst verspürst? Du kommst zum Stillstand. Deine Denkprozesse sind gestört und du willst nur noch, dass diese Angst verschwindet. Und was tust du normalerweise, um diese Angst loszuwerden? Du schiebst sie weg und versuchst, so weiterzumachen, als ob nichts wäre. Die Folge davon? Weitere Angstzustände, Depressionen und totale Lähmung folgen.

Das ist eine unerlässliche Erkenntnis und ein Grund dafür, etwas zu unternehmen - egal was. Je früher du es tust, desto besser! Tatsächlich schalten deine Sinnesorgane um und eine echte Veränderung tritt in dem Moment ein, in dem du anfängst, gegen die Angst vorzugehen. Ich habe mit Tausenden von Menschen wie dir zusammengearbeitet, und die Reaktionen, die ich erhalten habe, waren überwältigend positiv. Das Ergebnis ist eine wirksame Strategie, um mit Angst umzugehen - sie zu überwinden, indem man sich ihr stellt. „Die Angst ist nicht das Problem", sagen die Menschen oft, nachdem sie den Prozess durchlaufen haben, den ich dir jetzt erläutern werde.

Es geht darum, wie wir mit unseren Ängsten umgehen. Angst kann als Problem oder als Chance gesehen werden, um es einfach auszudrücken. Wir können sie entweder als Schmerz oder als Aufregung erleben.

„Ich kann nicht" ist unsere Reaktion auf Angst, wenn sie sich als Schmerz oder Furcht manifestiert. Wenn wir sie dagegen als Aufregung empfinden, sagen wir: „Ich will die Chance wahrnehmen, doch ich bin nervös". Sage dir dann: „Ich werde es trotzdem tun und sehen, was passiert!"

Das ist der entscheidende Unterschied. Wenn du Angst hast, sag dir, dass etwas eintritt, das diese Emotion rechtfertigt, aber lass sie nicht zu einer Quelle des Elends werden. Sag dir, dass sich der Wind positiv dreht. „Irgendetwas muss sich ändern, und das bin *ich*." Vergegenwärtige dir, dass diese Angst verschwinden wird, sobald du dich veränderst.

Taufe die Angst in Aufregung um und sei bereit, dich sofort mit der Situation auseinanderzusetzen, die erforderlichen Änderungen vorzunehmen und deine Energie zu fokussieren.

Es gibt noch ein weiteres Angstkonzept, das wir berücksichtigen sollten. Der egozentrische Glaube, dass wir ändern können, was um uns herum passiert, verursacht den Großteil unseres angstbasierten Unbehagens. In Wirklichkeit rührt unsere Angst von einem Gefühl der Hilflosigkeit her, und unser Ego treibt uns dazu, zu versuchen, äußere Kräfte zu überwinden. Das ist eine extrem risikoreiche Vorgehensweise.

Das Ego sagt uns, dass die Macht „da draußen" ist und dass es unsere Aufgabe ist, sie auszunutzen, um zu bekommen, was wir wollen. Was für eine schwierige Aufgabe... Wir haben nicht nur keine Ahnung, was da draußen ist, sondern wir haben auch die meiste Zeit keine Kontrolle darüber. Es kostet uns eine Menge Energie, die Ergebnisse sind nicht immer vorhersehbar und sie treten auch nicht immer so ein, wie wir es uns wünschen.

Die Selbstliebe hingegen erlaubt es dir, zu erklären, dass die Stärke, die du besitzt, in dir selbst liegt. Sag dir: „Sie ist immer für mich da, wenn ich sie brauche, und ich weiß, wie ich sie einsetzen kann. Das ist alles, was ich brauche." So haben wir die Kontrolle über den Input und das Ergebnis. Als Gegenmittel zur Angst ist es sinnvoll, unsere Ängste von innen nach außen und nicht von außen nach innen zu betrachten. So können wir am besten an unserem Selbstwertgefühl und unserer Selbstliebe arbeiten.

„Was hat Angst mit Veränderung zu tun?", lautet hier die logische Frage. Die Lösung ist einfach. Die meisten von uns haben Angst vor Veränderungen.

Hierbei werden wir von fünf Formen der Angst beeinflusst: Eine davon ist die Angst vor dem Unbekannten. Wir wissen nicht, was die Veränderung mit sich bringen wird; wir sind unzufrieden mit dem, was wir haben, aber es ist uns vertraut, und es fällt uns schwer, das Vertraute für das Unbekannte aufzugeben.

1. Eine weitere Form der Angst ist die Angst vor dem Scheitern. Was ist, wenn die Veränderung, die wir herbeiführen, nicht von Vorteil ist? Das ist unsere egoistische Angst vor der Meinung anderer Menschen über uns. Was ist, wenn wir keinen Erfolg haben? Werden wir dann nicht zum Gespött unserer Mitmenschen? Vielleicht ist es also besser, so zu bleiben wie bisher!

2. Die Angst vor Verpflichtungen ist eine weitere Ausprägung der Angst, die einer Veränderung im Wege steht. Wir wissen, dass wir, wenn wir unser Wort halten sollten, aber

das bedeutet eine gewisse Anstrengung, und wir gehen lieber keine Verpflichtung ein, als unseren Ruf zu gefährden, indem wir unser Wort brechen - vor allem uns selbst gegenüber.

3. Die Furcht vor Missbilligung ist eine weitere verbreitete Form der Angst. Selbst wenn die Anpassung, die wir vorgenommen haben, besser für uns ist, könnte sie anderen Leuten nicht gefallen. Ein Freund gab mir vor ein paar Monaten ein einfaches Beispiel dafür. Er beschloss, mit dem Sport anzufangen und wurde Mitglied im Fitnessstudio. Er trainierte vier Tage in der Woche, nachdem er seinen Arbeitstag beendet hatte. War das gut für ihn? Ja. Aber seine Frau, die daran gewöhnt war, um sechs Uhr zu Abend zu essen, war nicht erfreut und fing an, ihn darüber zu belehren und ihm zu sagen, dass all seine harte Arbeit umsonst sei. Gelegentlich änderte sie sogar die Mahlzeiten und fügte ihrem Mann mehr Fett zu, ob du es glaubst oder nicht. Sie sabotierte seine Bemühungen, weil er ihre Vorstellungen von dem, was richtig, anständig und bequem ist, ins Wanken brachte. Ich würde dir gerne sagen, dass sie darüber reden und sich einigen konnten, aber das ist nicht der Fall. Er hatte Angst vor diesem Konflikt, also hörte er auf, abends zu trainieren und fing an, gleich morgens zu trainieren. Das war keine schlechte Antwort, aber er hat damit das Problem umgangen und fürchtet immer noch ihren Unmut.

4. Schließlich ist da noch die Angst vor dem Erfolg. So sehr wir auch die Besten sein wollen, wir haben Angst, dass andere uns missbilligen, uns meiden oder uns für arrogant

halten. Das Ergebnis ist, dass wir durch unsere Angst, über dem Durchschnitt abzuschneiden, eingeschränkt werden!

Ist es da verwunderlich, dass es den meisten von uns schwerfällt, ihre Ängste zu überwinden? Wenn du erstmal verstehst, was Angst ist, und das Selbstvertrauen entwickelst, eine Veränderung der Situation zu riskieren, kann das wirklich lebensverändernde Folgen haben - für *dich*!

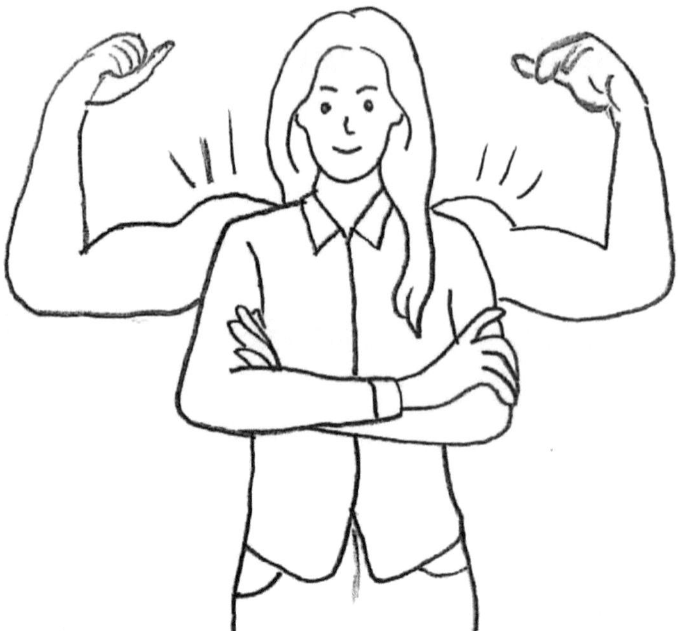

My-mindguide.com

BEGEGNE DEINEN ÄNGSTEN

Was könnte dich davon abhalten, deine Ziele zu erreichen und das Leben zu genießen, das du dir wünschst? Wenn alle Ausreden beseitigt sind, bleibt nur noch die Angst - die Angst davor, alles zu tun, was nötig ist, um deine Ziele zu realisieren.

Angst ist einer unserer grundlegendsten Impulse, und sie ist für unsere Existenz unerlässlich. Es ist verlockend, Furcht als Schwäche abzutun, aber das ist nicht der Fall. Feigheit ist eine von mehreren möglichen Reaktionen auf Angst, Mut ist eine andere. Angst ist nicht immer etwas Negatives. In Wirklichkeit erfüllt sie einen nützlichen Zweck, indem sie das Leben schützt und uns hilft, Gefahren zu vermeiden.

Angst kann unser Herz zum Rasen bringen und unseren Adrenalinspiegel in die Höhe treiben. Du kennst sicher Menschen, die sich gerne fürchten, weil sie das Gefühl genießen, das sie dabei empfinden. Adrenalinjunkies, die gefährliche Aktivitäten suchen und ihre Ängste ausnutzen, um unglaubliche Leistungen zu vollbringen. Du musst die Angst aber nicht genießen, um sie für dich zu nutzen, und du kannst das gleiche Prinzip auch auf andere Hobbys als Achterbahnfahren, Fallschirmspringen oder Bergsteigen anwenden.

Das Ziel ist es, deine Ängste zu erkennen und sie in einen Kontext zu stellen, damit du sie effektiv bewältigen kannst. Bevor du auf deine Angst reagierst, nimm dir einen Moment Zeit, um zu überlegen, ob es eine reale Bedrohung gibt oder nicht. Falls ja, was genau ist die Bedrohung und was solltest du tun, um dich zu verteidigen? Und woher kommt die Angst, falls es keine reale Gefahr gibt?

Wovor hast du Angst?
Das Fliegen? Oder vor Wasser? Hunde, Katzen, Spinnen und Schlangen? Vielleicht hast du auch Angst vor Menschenmengen, vor öffentlichen Reden oder sogar vor Veränderungen. Es spielt keine große Rolle.

Die Wahrheit lautet, dass das Leben ein Glücksspiel ist. Jedes lohnende Unterfangen ist mit Sicherheit mit einem gewissen Maß an Gefahr verbunden, sei es körperlich, finanziell oder emotional. Und es ist nur natürlich, dass diese Gefahren die Menschen ängstlich machen. Die Fähigkeit, das natürliche Gefühl der Angst zu regulieren und zu seinem Vorteil zu nutzen, unterscheidet die Erfolgreichen von den Erfolglosen.

Angst, die außer Kontrolle gerät, untergräbt dein Selbstwertgefühl und deine Fähigkeit zu funktionieren. Eine effektiv kontrollierte Angst kann unglaublich vorteilhaft sein, weil sie dich motiviert, Gefahren sorgfältig einzuschätzen und Maßnahmen zu ergreifen, um sie zu begrenzen und zu minimieren..

Du kannst auf eine von drei Arten auf Angst reagieren:

1. Schenke ihr keine Beachtung.
2. Halte dich von ihr fern.
3. Stell dich ihr direkt.

Die Angst zu ignorieren - z. B. zu denken: „Ich habe Angst, etwas zu tun, aber ich werde es trotzdem tun“ - ist die am wenigsten effiziente Art, mit ihr umzugehen. Du kannst deine Angst nicht einfach abtun, denn wenn du dich nicht mit ihr auseinandersetzt, bleibt sie in deinem Hinterkopf präsent, erzeugt Spannungen und hindert dich daran, dein Bestes zu geben.

Die Angst zu leugnen - also zu sagen, dass du keine Angst hast, sondern etwas einfach nicht tun willst - ist eine gängige Methode, das Problem zu ignorieren. Wenn du weißt, dass eine bestimmte Handlung zu den gewünschten Ergebnissen führen würde, du dich aber weigerst, sie auszuführen, solltest du dich genau analysieren, um herauszufinden, ob du in Wahrheit nur einer Angst entfliehst.

Angstvermeidung ist nur wenig besser als sie gänzlich zu ignorieren. Wenn du die Angst vermeidest, erkennst du sie zumindest an und versuchs und versuchst, sie zu umgehen. Das ist jedoch nur ein Notbehelf für ein langfristiges Problem.

Die effektivste Strategie auf kurze und lange Sicht ist es, dich deinen Bedenken zu stellen und sie zu überwinden. Erkenne deine Angst, übernehme die Verantwortung für sie, setze dich mit ihr auseinander und strebe dein gewünschtes Ergebnis an. Auf diese Weise beseitigst du die Angst.

Wenn du dich deiner Angst stellst, wirst du oft feststellen, dass sie gar nicht real ist. Stell dir vor, du warst ein Kind und hast geglaubt, dass Monster unter deinem Bett oder in deinem Kleiderschrank lauerten. Als deine Eltern das Zimmer betraten und das Licht anmachten, konntest du sehen, dass es keine Monster gab. Es ist nicht immer einfach, die Ängste von Erwachsenen buchstäblich so zu beleuchten, aber es wirkt genauso effektiv. Stell dir vor, du willst eine Investition tätigen, hast aber Angst, Geld zu verlieren. Richte ein Scheinwerferlicht auf deine Befürchtungen. Wovor hast du wirklich Angst? Was sind die Worst-Case-Szenarien? Was kannst du jetzt tun, um das Risiko zu mindern? Ist deine Angst immer noch berechtigt, wenn du das umsetzt?

Denke daran, dass nach der Angstüberwindung tolle Belohnungen wie Freiheit, Erfolg und Frieden auf dich warten.

Überwinde deine Angst und ändere dein Schicksal

Ist das „Schicksal" ein Teil deiner DNA? Oder ist es nicht vielmehr ein Gewohnheitsmuster, das du unbewusst in dein Leben zeichnest? Um dein volles Potenzial auszuschöpfen, musst du deine Ängste überwinden.

Vielleicht erkennen wir es nicht, aber Angst hat immer mit etwas zu tun, das in der Zukunft geschehen könnte. Selbst der Schrecken, den man angesichts einer gegenwärtigen Gefahr empfindet, ist eine Projektion, dass sich die Gefahr verwirklichen wird. Es ist zwar gut, sich möglicher Risiken für das eigene körperliche Wohlbefinden bewusst zu sein, aber wir müssen auch anerkennen, dass Angst den Körper auf sofortiges Handeln - Flucht oder Kampf - vorbereitet, wodurch alle unsere körperlichen und geistigen Ressourcen auf die wahrgenommene Bedrohung konzentriert werden.

Das ist alles schön und gut, wenn du es mit einer echten Bedrohung zu tun hast. Allerdings sind wir nur selten mit ernsthaften Gefahren konfrontiert. Die meisten Risiken, die wir sehen, sind unbestimmte zukünftige Ereignisse mit einer geringen Eintrittswahrscheinlichkeit. Trotzdem erleben wir häufig Angst, und sie ist der Grund für viele unserer Handlungen. Ist es gesund für uns, Angst zu haben, und warum haben wir so viel davon?

Die Überwindung der Angst ist ganz einfach in einem Schritt möglich: Mach Schluss damit! Angst ist eine Reaktion des Unterbewussten auf eine wahrgenommene Bedrohung, egal ob echt oder eingebildet. Sie dient keinem Zweck.

Das Einzige, was wir zu fürchten haben, ist die Angst selbst - eine amorphe, irrationale und ungerechtfertigte Angst, die die entscheidenden Bemühungen lähmt, Rückschritt in Fortschritt zu verwandeln.

-Franklin D. Roosevelt

Du kannst die Angst nicht loswerden, aber du kannst die Gewohnheit entwickeln, sie abzulehnen und dich stattdessen auf Lösungen und Inspiration zu konzentrieren. Wenn du diesen Prozess oft genug wiederholst, wirst du die Tür zu deinem „Schicksal“ aufstoßen und dein altes vermeintliches „Schicksal“ hinter dir lassen.

Fürchte dich nicht! Du kannst deine Ängste überwinden!

Du verstehst jetzt, welche Macht die Angst über dich hat. Vielleicht hast du deine Unfähigkeit, in Schwung zu kommen, auf deinen mangelnden Erfolg geschoben, um die Angst zu mildern? Du musst lernen, deine Angst zu überwinden und diesen Ballast loszulassen, der dich daran hindert, deine Ziele zu erreichen. Aber wie machst du das?

Zunächst musst du die Entscheidung treffen, dich zu ändern. Du musst entscheiden, ob du deine Ängste überwinden oder sie deine Zukunftspläne entgleisen lassen willst. Ja, das ist eine Entscheidung, die du sehr bewusst treffen musst. Nimm dir etwas Zeit für dich allein, um intensiv in die Tiefen deines Herzens einzutauchen und herauszufinden, welche Sorgen dich daran hindern, voranzukommen. Mache eine Liste mit allem, was dir dazu einfällt. Du bist der Einzige, der den Terror, der dich gefangen hält, vollständig versteht. Du bist der Einzige, der die Fähigkeit hat, deine Angst zu überwinden. Triff die Entscheidung, die Opferrolle loszulassen, die die Angst dir aufzwingt, und bemühe dich, sie aus deinem Leben zu entfernen. Das ist der erste Schritt, um deine Angst zu überwinden.

Der nächste Schritt zur Überwindung der Angst besteht darin, sich ihrer bewusst zu werden. Erkenne, wann die Angst die Kontrolle über dich übernommen hat und analysiere die Situation. Erkenne sie und frage dich: Was habe ich zu verlieren, wenn ich es probiere? Wovor habe ich wirklich Angst? Mach eine Liste mit all deinen Sorgen. Halte inne und überlege, wie viel anders dein Leben sein könnte, wenn du deine Angst überwinden würdest. Überlege, wie wunderbar das wäre! Denke an die Chancen, die du verpasst, wenn du der Angst die Kontrolle über dein Leben überlässt.

Versuche, dich deinen Ängsten zu stellen, jetzt, wo du weißt, wovor du eigentlich Angst hast. Wenn es ein Mangel an Wissen ist, suche nach Möglichkeiten, mehr über das Thema zu lernen. Besuche einen Kurs, recherchiere im Internet und nehme dir einen Mentor oder einen Life Coach. Schließe Freundschaften mit Menschen, die dich unterstützen und führen werden. Beseitige die Angst, indem du alle Gründe für deine Furcht offen ansprichst. Dein Selbstvertrauen wird steigen, wenn du mehr Wissen ansammelst. Zweifel und Angst werden durch Selbstvertrauen ersetzt.

Eine weitere Methode, um das Selbstvertrauen zu stärken und die Angst abzubauen, ist die Verwendung von positiven Selbstgesprächen. Die Wiederholung positiver Selbstbestätigungen ist eine Art Selbstkonditionierung, die unterbewusste Bedenken ausschaltet. Erinnere dich daran, dass du alles erreichen kannst.

Handle unverzüglich! Verschwende keine Zeit mit Hoffen, Denken oder Vorbereiten. Du solltest auch nicht auf den perfekten Moment warten, um zu handeln. Heute ist der ideale Tag, um anzufangen. Ergreife die Chance! Finde heraus, was du gut kannst, und tue jetzt etwas dafür. Eigeninitiative ist der beste Weg, um deine Angst zu besiegen. Dein Selbstvertrauen wächst mit jeder Anstrengung.

Hab vor allem Vertrauen in deine Fähigkeit, deine Sorgen zu überwinden und deine Ziele zu erreichen. Glaube an dich selbst und an deine Fähigkeit, große Dinge im Leben zu erreichen.

Denke daran, dass Ängste zu haben ein natürlicher Aspekt des Menschseins ist. Sie sind ein ähnliches Gefühl wie Liebe, Glück oder Melancholie. Das eigentliche Problem tritt auf, wenn die Angst dein Leben so stark beherrscht, dass sie dich daran hindert, deine Ziele zu erreichen. Ängste sind unter den erfolgreichsten Menschen weit verbreitet. Sie lassen sich nur nicht von ihren Ängsten aufhalten. Wie ernst ist es dir also damit, deine Ängste zu überwinden? Das ist *die* Frage!

Verwirkliche dein volles Potenzial

Du wirst dein volles Potenzial nicht ausschöpfen können, wenn du dich der Angst hingibst. Erst wenn du dich mit deiner Angst, der Ursache dessen und der Wahrscheinlichkeit ihres Auftretens auseinandersetzt, kannst du deine Lebensziele ohne unnötige Angst erreichen.

Musst du dich deinen Ängsten stellen?

Nicht unbedingt. Angst ist für viele Menschen ein starker Motivator. Angst inspiriert Menschen und das schon seit Ewigkeiten. Es hängt von der Ausprägung und dem Einfluss deiner Angst ab.

Führungspersönlichkeiten gehen große Risiken ein, und die Folgen werden vor den Augen der Öffentlichkeit noch ins Rampenlicht gerückt. Viele Menschen sehen die Welt durch die Linse der „Angst". Der Weg zum Erfolg ist mit "Trial & Error" gepflastert. Die Angst hemmt das Denken und verschlimmert die Situation. Die Angst wird auf diese Weise „real", und die Paranoia ist bald gerechtfertigt.

Wie erfolgreich bist du darin, die Brände zu löschen, die du entfachst? Denk daran, dass Angst keine bewusste Entscheidung ist. Sie findet sich in fast jedem Menschen. Viele haben Angst, eine Führungsrolle zu übernehmen oder nach Ruhm und Geld zu streben. Angst ist also eine schlechte Voraussetzung für ein erfolgreiches und selbstbestimmtes Leben.

Wahnsinn wird definiert als das Wiederholen derselben Sache und das Erwarten unterschiedlicher Ergebnisse.

—Albert Einstein

Angst zieht sich selbst an (wenn du Angst hast, zu verlieren, verlierst du, wenn du Angst hast, angegriffen zu werden, lädst du zur Gewalt ein.) Du findest, was du suchst, und deine „Erfahrung“ bestätigt deine Ängste. Es ist schwer, die Alternative wahrzunehmen, wenn du erst einmal in eine solche Spirale hineingeraten bist.

Weißt du, warum? Die Alternative ist, der Angst Einhalt zu gebieten und sich zu weigern, sich in die „Kampf- oder Flucht“-Reaktion hineinziehen zu lassen. Achtsam zu bleiben und Antworten zu finden, ist die richtige Entscheidung. Nutze diese in Verbindung mit einer Strategie oder einer Vision, auf die du dich konzentrieren kannst.

Es ist deine Entscheidung, der Inspiration zu erlauben, zu Lösungen zu führen.

Alles, was du erlebst, ist eine Schwingung, und eine Schwingung übt wie ein Magnet eine „Anziehungskraft“ aus. Energie zieht andere Energien an. Inspiration, kombiniert mit einem laserartigen Fokus auf deine Vision oder dein Ziel, führt zu Durchbrüchen. Diese Vision ist reizvoll, und sie zu verfolgen ist es auch. Das liegt außerhalb des Spektrums der Schwingung der „Angst“. Je höher die Frequenz der „Erwartung“, dass die Dinge gut laufen, desto wahrscheinlicher ist es, dass sie auch so laufen, wie wir es erwarten. So funktioniert das Gesetz der Anziehung.

Wer erfolgreich ist, sucht und findet Lösungen, oft mit verblüffenden Resultaten. Die Angst hingegen ist in das Leben eingewoben. Woher kommt diese ganze Angst?

Von deinen Vorvätern und Müttern. Angst vor dem Scheitern und „Bindung“ sind zwei mächtige genetische Eigenschaften, die Kreativität und Erfolg unterdrücken. Alle unsere Vorfahren haben irgendwann in ihrem Leben unter der Kontrolle eines kleinen Diktators gelebt, sei es als Ehefrau, Diener oder als Soldat. Alle unsere Vorfahren und Mütter sind mehrfach gescheitert und haben oft große Schmerzen und Leiden ertragen. Deine Angst ist ein Teil dieses Erbguts. Doch du hast die Möglichkeit, dies zu ändern.

Du bekommst nicht die Ergebnisse, die du willst?
Wenn du nicht den Erfolg hast, den du dir wünschst, ist es an der Zeit, deine Horizonte zu erweitern. Damit kann sich auch deine Angst vor Veränderungen und Verlusten verändern.

Mit Angst zu leben bedeutet, im Chaos zu leben!

Wenn du deine Angst nicht überwindest, kämpfst du weiter gegen dich selbst, lebst in Angst und Anspannung und irgendwann gewinnt die Angst die Oberhand. Es ist an der Zeit, diese Anspannung loszulassen. Das Leben kann einfach, erfreulich und erfolgreich sein. Alles, was du jetzt tun musst, ist, dich dafür zu entscheiden, danach zu handeln und deine Vision zu leben. Es ist einfacher als du vielleicht glaubst! Der natürliche kreative Prozess ist ein Prozess des Schrumpfens und Wachsens.

Du wirst deine alten Denkmuster (und Sorgen) durchbrechen müssen, denn sie sind das Einzige, was dich zurückhält. Du sehnst dich nach mehr. Du fühlst dich eingeengt und blockiert, und nichts, was du versuchst, scheint zu funktionieren.

Falls du das Gefühl hast, dass du nicht bekommst, was du willst, und nicht weißt, wie du es erreichen kannst, hält dich dieses Gefühl in deiner aktuellen Situation gefangen. Die Konfrontation zwischen dem, was du willst, und deiner Angst wird als Konflikt bezeichnet. Stress ist der Begriff für diese widersprüchlichen Gefühle. Distanziere dich von allem, was nicht funktioniert. Die Überwindung deiner Ängste kann dir auch helfen, mit unerwünschten Gewohnheiten zu brechen!

Woran erkennst du, dass du durch Angst zurückgehalten wirst?

Ist die Angst Teil deines Alltags? Hast du Befürchtungen, in die Welt hinauszugehen oder dein Unternehmen zu vergrößern? Bist du auf der Suche nach einer ganz neuen Art zu leben? Mehr zu sein ... zu wachsen ... neue Erfahrungen zu machen ... oder Dinge loszulassen?

Ist es beunruhigend, deine täglichen Routinen, Verhaltensweisen und Gewohnheiten zu ändern? Deine Angst behindert deine Inspiration und vernebelt deine Vision.

Transformiere deine Angst in etwas Positives. Dies wird dir gehören, wenn du eine Brücke von der Angst zum Erfolg bauen kannst. Sobald du deine Angst überwunden hast, brauchst du eine „Gedankenbrücke", die dir hilft, deine Vision (dein Ziel) zu erreichen. Um deine Gefühle und deinen Anziehungspunkt von der Angst zu Lösungen zu bewegen, brauchst du ein „Ziel".

Welche Beweise hast du dafür, dass es funktionieren kann? Du beginnst, dich optimistisch zu fühlen und erwartest den neuen Erfolg, den du dir wünschst. Vom Zweifel zur Erwartung verändern sich deine Gefühle sukzessive.

Sobald eine Barriere beseitigt oder aufgeweicht ist, wird dich deine Inspiration zu neuen Möglichkeiten führen. Vergleiche die neuen Möglichkeiten mit deiner Vision und handle, wenn sie übereinstimmen; wenn nicht, warte auf Möglichkeiten, die zu deiner Vision passen.

Verbinde das Angenehme mit dem Nützlichen.
Verbringe Zeit in der Natur und stelle dir Fragen, um deine Gedanken zu reinigen und dein Herz, deinen Geist und deinen Körper zu öffnen. Suche nach Antworten und folge deiner Intuition. Du hast es in der Hand.

Wenn du diesen Schritt nicht meisterst, beginnst du mit der Zeit ein Netz aus angstbasierter Realität um dich herum zu schaffen. Das Netz wird immer fester, je mehr du der Angst nachgibst, und es hindert dich daran, deine wahren Wünsche zu verwirklichen. Wenn du dieser Angst immer wieder nachgibst, bleibst du in einer Sackgasse stecken und bist nicht mehr in der Lage, voranzukommen oder zwischen Angst und Realität zu unterscheiden.

Die Angst wird von deinem Ego ständig gegen dich eingesetzt. Sie kann deine Gedanken verdunkeln, indem sie deinen Geist mit einschränkenden Glaubenssätzen füllt, die sich wie kaputte Schallplatten wiederholen. Die Angst breitet sich über deine Gedanken aus, sendet Botschaften an dein Gehirn und zeigt sich als ein Netz aus körperlicher Anspannung, Schmerz und Krankheit. Die Angst frisst sich langsam in dein Nervensystem und raubt dir die Fähigkeit, dich zu entspannen und sicher zu fühlen.

Dein Ego hat die Fähigkeit, dich strategisch zu überlisten. Wenn du ein Risiko eingehst, woher weiß dein Ego dann, dass es die Botschaft des Schreckens aussenden muss? Es ist in der Tat gefährlich, wenn du deine Ziele oder deinen größten Wunsch verfolgst. Die Angst erkennt, dass du dich nicht nur über das Bekannte hinauswagst, sondern auch deinen wahren Wünschen nachgehst. Infolgedessen bist du doppelt so verletzlich. Dein Ego kommt dir zu Hilfe, wehrt sich gegen deine Bemühungen und versucht, dich an einen sicheren und vertrauten Ort zurückzubringen. Diese Dynamik führt dazu, dass die Menschen so sehr in ihr tägliches Leben vertieft sind, dass sie ihre Ziele vergessen oder aufgeben. Angst ist letztlich ein Gift, das deinen Verstand, deinen Körper und deinen Geist lähmt. Angst unterdrückt deine Fähigkeit, dich zu verwirklichen und verursacht körperliche Schäden. Du stehst also vor der großen Reise deines Lebens, die dich dazu auffordert, loszulassen und ein angstfreies Leben zu führen. Du kannst entweder den Mut zusammen nehmen, um zu neuen Ufern aufzubrechen, oder du kannst dich an die Vergangenheit klammern und das Leben ablehnen.

Hab keine Angst zu handeln - Die Angst nährt sich selbst, wenn du in irgendeiner Weise auf sie reagierst, und schafft ein noch engmaschigeres Netz. Wenn du deine Angst ignorierst oder leugnest, wird sie irgendwann wieder auftauchen, und zwar höchstwahrscheinlich dann, wenn es für dich am unangenehmsten ist.

Verurteile die Angst nicht - Die Angst ist dazu da, dich zu beschützen. Du musst nur auf die richtige Art mit ihr umgehen

Um ein angstfreies Leben zu führen, befolge diese fünf Schritte:

1. Achte auf deine Angst - Erkenne, dass sie nicht real ist, egal wie real sie zu sein scheint. Um herauszufinden, wo du aufhörst und deine Angst beginnt, gehe in dich oder frage jemanden, dem du vertraust, um Rat. Du kannst die Angst beobachten, indem du auf ihre Stimme hörst. Die Angst kann die Form deiner eigenen oder der Stimme einer Autoritätsperson annehmen. Fange an, die Angst als das zu

erkennen, was sie ist: eine kaputte Schallplatte. Erkenne, dass sie eigentlich nur versucht, dich in Sicherheit zu bringen. Wenn du lernst, die Angst als etwas von dir Getrenntes zu sehen und zu erleben, wird sich der Raum öffnen und du kannst besser durchatmen und die Dinge klarer sehen.

2. Angst haben - Angst ist häufig mit körperlichem oder emotionalem Schmerz in der Vergangenheit verbunden. Deine Angst zu fühlen, ist ein Schritt nach vorne! Der Einfluss auf dich wird schwächer, je mehr du ja zur Angst sagst und sie willkommen heißt. Wenn du die Elemente der Angst abstreifst und ihre Quintessenz zum Vorschein bringst, lockert sie nicht nur ihren Griff um dich, sondern verringert auch das Drama in deinem Leben. „Was ist, wenn ich meinen Job verliere?“ ist ein Beispiel dafür, wie du die Angst abschälst, indem du eine Kette von angstbasierten Gedanken verfolgst. „Was ist, wenn ich mein Geld verliere?“, fragst du dich vielleicht. „Was, wenn ich alles verliere?“ Erlaube deinem Verstand, die Gedankenkette fortzusetzen, bis er den Punkt erreicht, an dem nur noch die Angst übrig ist. Erkenne deine Angst an. Spüre die Angst und die damit verbundenen Gefühle und merke dir, wo in deinem Körper die Angst sitzt. Wenn du dann ausatmest, nimm einen tiefen Atemzug und lass die Furcht los. Versuche, die Angst immer wieder zu spüren und loszulassen, ohne dem Netz aus verworrenen Ideen und Dramen zu erliegen.

3. Genieße deine Losgelöstheit - Wenn du lernst, die Angst als etwas von dir Getrenntes zu sehen und sie als das zu empfinden, was sie ist, wird sich ein Raum öffnen. Bevor du

weitermachst, ist es wichtig, dass du diesen Raum zuerst mit Liebe füllst. Nur wenn man sich mit Liebe von der Angst löst, kann man sie überwinden. Dazu gehört, dass du erkennst, dass du nicht deine Ängste verkörperst und auch den Teil von dir akzeptierst, der die Angst ausgelöst hat. Die Kindheit, eine kürzliche Enttäuschung, eine Opfermentalität, ein geringes Selbstwertgefühl oder Unsicherheit sind alles Beispiele hierfür. Es ist wichtiger, mit Liebe, Mitgefühl und Freundlichkeit anzunehmen, wer du in der Vergangenheit warst, wer du jetzt bist und wer du werden wirst, als die Wurzel deines früheren Schmerzes zu ignorieren.

4. Selbstverwirklichung - Mit einem neuen Fundament aus Liebe kannst du anfangen, dich ohne Angst zu bewegen und auszudrücken. Stretching, Yoga, Tanz, freie Bewegung, Sport und tiefes bewusstes Atmen werden den Griff der Angst weiter lockern und neuen Raum für ein Leben ohne Beklemmung schaffen. Erlaube dir, dich aus einer Position der Liebe und des Ausdrucks heraus zu bewegen (und nicht aus dem Versuch heraus, dich von der Angst zu befreien). Spüre, wie dein Atem durch deinen Körper geht und die Bereiche reinigt und öffnet, die verschlossen, schmerzhaft oder blockiert gewesen sind. Verlasse das Haus oder das Büro, mische dich unter die Leute, knüpfe Kontakte, diskutiere Ideen, mache etwas Kreatives oder nutze die Gelegenheit, dich auszudrücken. Werde aktiv!

5. Engagiere dich - Du wirst spüren, wie deine Energie wächst, wenn du dich bewegst und dich ausdrückst. Als Ergebnis deiner Bemühungen wirst du neue Menschen und neue Erfahrungen anziehen. Wähle eine Mission oder eine

Verpflichtung, um diesen neuen Energieschub zu lenken. „Worum soll es in meinem Leben gehen, wenn ich morgens aufstehe?", fragst du dich. „Was möchte ich wirklich erreichen?" „Habe ich eine Sache oder ein Projekt, das mir am Herzen liegt?" Du wirst jeden Tag etwas Größeres und Verlockenderes als das bisherige Grauen vorfinden, wenn du dich weiterentwickelst und dich etwas Neuem widmest. Bleib engagiert und handele weiter, statt auf halbem Weg kehrtzumachen.

Ein Leben ohne Angst erfordert viel Hingabe. Wenn du es aber erst einmal geschafft hast, wirst du ein enormes Gefühl von Freiheit, Leichtigkeit und Erfüllung erleben und ein Leben führen, das deine kühnsten Träume übertrifft!

Häufige Ängste

Wir wollen uns für etwas Besonderes und Einzigartiges halten, aber wenn es um Angst geht, sind wir selten allein. Angst vor dem Scheitern, Angst vor Erfolg, Angst vor Verachtung, Angst vor Unbehagen und sogar Angst vor dem Rampenlicht sind alles Ängste, die die meisten von uns davon abhalten, ihre Ziele zu erreichen.

Es ist völlig verständlich, dass man Angst vor dem Scheitern hat. Niemandem macht es Spaß zu versagen. Wir wollen niemanden enttäuschen, auch uns selbst nicht. Aber nur weil du einen Fehler machst oder nicht sofort erfolgreich bist, heißt das nicht, dass du gescheitert bist. Du bist nicht gescheitert, wenn du einen Fehler machst - du hast einfach eine Strategie ausprobiert, die nicht funktioniert hat. Keine der erstaunlichen Technologien, die wir heute für selbstverständlich halten, wurde beim ersten Versuch entwickelt. Selbst die besten

Sportler haben nicht immer Erfolg. Das folgende Szenario soll dir helfen, deine Angst vor dem Scheitern zu verstehen: Einige der Dinge, die du ausprobierst, werden nicht funktionieren, aber das ist vollkommen natürlich - bleibe am Ball! Du hast nicht versagt und du bist kein Versager, solange du es noch einmal versuchst!

Die Angst vor dem Erfolg ist das genaue Gegenteil der Angst vor dem Scheitern. Die Angst vor dem Erfolg kann fast so lähmend sein wie die Angst vor dem Scheitern, und sie folgt häufig auf die Angst vor dem Scheitern. Manche Menschen lassen sich von ihrer Erfolgsangst sabotieren, weil sie sich Sorgen darüber machen, was passiert, wenn sie erfolgreich sind. Erfolg kann sowohl aufregend als auch beängstigend sein. Mit einem Plan, wie du deinen Erfolg steuern kannst, kannst du deine Angst vor dem Erfolg überwinden.

Eine weitere weit verbreitete Furcht ist die, verspottet zu werden. Du hast keine Kontrolle darüber, was andere Menschen denken oder sagen, aber du hast die Macht darüber, wie du reagierst. Natürlich ist es leichter gesagt als getan, den Spott zu ignorieren - vor allem, wenn er von jemandem kommt, der uns wichtig ist. Es ist hilfreich, herauszufinden, was die Person, die andere lächerlich macht, motiviert. Die meisten Menschen, die andere lächerlich machen, versuchen, ihre eigenen Fehler und Unsicherheiten zu verbergen. Ziehe in Erwägung, den Spott mit einer halben Übereinkunft zu entschärfen: „Klar, ich bin verrückt, weil ich das versuche, aber wenigstens versuche ich es - und man weiß ja nie, vielleicht schaffe ich es ja." Wenn du Erfolg hast, brauchst du nichts zu sagen.

Die Angst, sich unwohl zu fühlen, hat eine besonders große Macht. Die meisten von uns bleiben gerne in ihrer

Komfortzone, umgeben von Menschen und Dingen, mit denen wir vertraut sind. Es ist sicherlich einfacher, das zu tun, was bequem ist, z. B. fernzusehen, anstatt ins Fitnessstudio zu gehen, oder in einem aussichtslosen Job zu bleiben, anstatt das zu tun, was nötig ist, um da rauszukommen. Aber das, was sich heute gut anfühlt, wird morgen mit ziemlicher Sicherheit zu etwas noch Schlimmerem führen. Bequem zu sein bedeutet, in einem Trott stecken zu bleiben und nicht zu versuchen, sich zu verbessern.

Es ist auch verständlich, dass du Angst hast, im Rampenlicht zu stehen. Jeden Tag werden wir Zeuge, wie die intimsten Bereiche des Lebens von Politikern und Prominenten von Fremden unter die Lupe genommen werden, und obwohl uns Skandale und Klatsch und Tratsch erregen, wollen wir nicht Gegenstand einer solchen Zurschaustellung sein. Zum Glück müssen sich die meisten von uns darüber keine Sorgen machen. Aber selbst wenn dein „Ruhm" unbedeutend ist, z. B. wenn du einen Vortrag vor einer Gruppe hältst oder für eine Leistung anerkannt wirst, hast du vielleicht Angst davor, im Mittelpunkt zu stehen. Mit etwas Übung und Vorbereitung kannst du deine Angst, im Rampenlicht zu stehen, jedoch überwinden.

Nutze Vorstellungen als mächtiges Werkzeug. Wenn du dich auf deine Angst konzentrierst und dir das Worst-Case-Szenario vorstellst, wird das mit Sicherheit passieren. Stell dir stattdessen deinen Erfolg und die Ergebnisse vor, die du dir wünschst, dann stell dir vor, wie du die notwendigen Maßnahmen ergreifst, um sie zu erreichen. Wenn es an der Zeit ist, das umzusetzen, wirst du ruhig und zuversichtlich sein, weil du es in Gedanken schon getan hast und weißt, dass es funktionieren wird.

Es ist auch wichtig zu verstehen, dass Angst ansteckend ist. Die Sorgen anderer Menschen können dich tatsächlich anstecken. Manchmal sind diese Menschen verängstigt, weil sie dich wirklich beschützen wollen und manchmal zeigen sie ihre Angst in der Hoffnung, dich aufzuhalten, weil sie befürchten, dass dein Erfolg ihre eigenen Schwächen aufdecken würde. In beiden Fällen musst du dich mit einer mentalen Impfung gegen die Sorgen anderer Menschen schützen.

Leider ist die Überwindung der Angst nichts, was die meisten von uns einmal tun können und dann nie wieder tun müssen. Angst ist ein normales Gefühl, dem du regelmäßig begegnen wirst. Die Kunst besteht darin, dich nicht von deinen Ängsten lähmen zu lassen, sondern sie so zu nutzen, dass du deine Ziele erreichen kannst.

Jenseits der Angst liegt die Freiheit

Meistens liegt das, was wir suchen, auf der anderen Seite der Angst, aber viele Menschen werden durch die Angst vor dem Unbekannten in ihrem Streben nach Wünschen gelähmt. Wenn wir uns entschließen, uns unseren Sorgen zu stellen, entdecken wir, dass die Befreiung auf uns wartet. Trotz der möglichen Belohnungen zögern viele Menschen, ein Risiko einzugehen.

Warum eigentlich? Ist es das Risiko wert, zu versuchen, deine Wünsche zu leben und zu scheitern? Glaubst du, dass du kein Vertrauen in deine Fähigkeiten hast? Hast du Angst, alles zu verlieren, wenn du dich ins Unbekannte wagst?

Nun, alles birgt eine Gefahr in sich, so ist das Leben. Aber du wirst es nie erfahren, wenn du es nicht versuchst. Und wenn du Träume hast, zeigen sie, dass du mehr vom Leben willst - und dass deine Wünsche auf der anderen Seite der Angst liegen.

Zuallererst musst du dich auf den Weg machen, um zu entdecken, was jenseits deiner Ängste liegt. Es gibt zwar keine Landkarte dafür, aber hast du etwa eine für deine jetzige Existenz? Es geht also darum, den Mut zu haben, einen Vertrauensvorschuss zu nutzen und deine Ziele anzustreben, trotz der Zweifel oder des Kummers, den du vielleicht hast.

Viele Menschen da draußen machen gerade schwierige Zeiten durch. Wenn die Schläge hart auf dich einprasseln, ist es schwierig, deinen Glauben aufrechtzuerhalten. Und du weißt, wie es sich anfühlt, wenn du einfach nur versuchst, deinen Kopf über Wasser zu halten.

Jenseits dessen befindet sich lediglich eine verschwommene Vorstellung darüber, was dich zurückhält und warum du dein Potenzial nicht voll ausschöpfen kannst. Und obwohl es einfach ist, dich als den fröhlichen, freundlichen und erfolgreichen Menschen zu sehen, der du sein möchtest, musst du auch proaktiv handeln. Du weißt, dass Hoffen, Denken und Wollen nicht dasselbe wie Tun und Werden ist.

Angst ist nicht dein schlimmster Feind

Du bist der schlimmste Feind, den du je hattest! Der Grund dafür ist ganz einfach. Du weigerst dich, die Kontrolle über deine Situation zu übernehmen, und jammerst darüber, dass du mehr willst, dass es dir an Fülle mangelt oder dass du dein ganzes Leben verlierst. Du wirst jedoch erstaunt sein zu erfahren, dass du der Einzige bist, der die Kontrolle über deine eigene Zukunft hat. Du, und nur du, bist ein göttliches Wesen!

Die Dinge werden jedoch nicht besser, wenn du nicht aktiv wirst. Erkenne, dass Angst ein normaler Aspekt des Lebens ist. Viele deiner Sorgen haben ihren Ursprung in deiner

Kindheit und in der Art, wie du erzogen wurdest. Wird diesen Ängsten nicht angemessen begegnet, können sie sich bis ins Erwachsenenalter fortsetzen. Wir alle haben in unserem Leben schon einmal Angst erlebt. Das kann die Angst sein, loszulassen, die Kontrolle zu verlieren oder einfach so zu tun, als ob man jemand anderes wäre.

Du musst die Tatsache akzeptieren, dass du nie alles im Griff haben wirst. Du hast eine lange Reise vor dir - und bei der Ankunft gibt es immer eine neue Endstation.

Es ist also an der Zeit, aufzuwachen und die Kontrolle über deine Gefühle zu übernehmen. Es macht keinen Unterschied, ob du dich durch deine Sorgen durchkämpfen musst, um herauszufinden, was auf der anderen Seite ist. Du musst voran gehen. Ich kann sagen, dass mich viele Umstände in meinem Leben viele Jahre lang an den Rand des Wahnsinns getrieben haben. Doch auch du kannst es schaffen!

Du kannst deine Unzufriedenheit oder deinen Mangel an Leistung nicht auf die Umstände oder Ereignisse schieben. Das ist eine zu einfache Lösung. Täuschst du dich selbst, damit du dich besser fühlst? Redest du dir ein, dass es nicht deine Schuld ist, sondern dass das „Leben“ das Problem ist? Mal ernsthaft: Es gibt nur einen Grund, warum du dich selbst belügst, und der ist Angst - Angst davor, die Wahrheit zu sagen oder zu akzeptieren. Du hast Angst davor, ehrlich zu dir selbst sein zu müssen. Der wahre Grund ist, dass du vielleicht in den Spiegel schauen müsstest, anstatt mit dem Finger auf andere zu zeigen. Angst und Zweifel sind die beiden mächtigsten Zerstörer von Träumen. Was auch immer die Problematik sein mag, alles, was du dir wünschst, liegt jenseits der Angst. Die Herausforderung besteht darin, loszulassen und dich deinen Ängsten zu stellen.

Die Liste der Unsicherheiten ist endlos und betrifft jeden Teil deines Daseins. Sie können persönlicher, emotionaler, beruflicher, körperlicher oder geistiger Natur sein. Vielleicht hast du Angst vor dem Alleinsein, aber auch davor, dich zu verlieben. Vielleicht hast du auch Angst davor, zu versagen oder erfolgreich zu sein. Es spielt keine Rolle - du hast den Schlüssel zur Veränderung in der Hand.

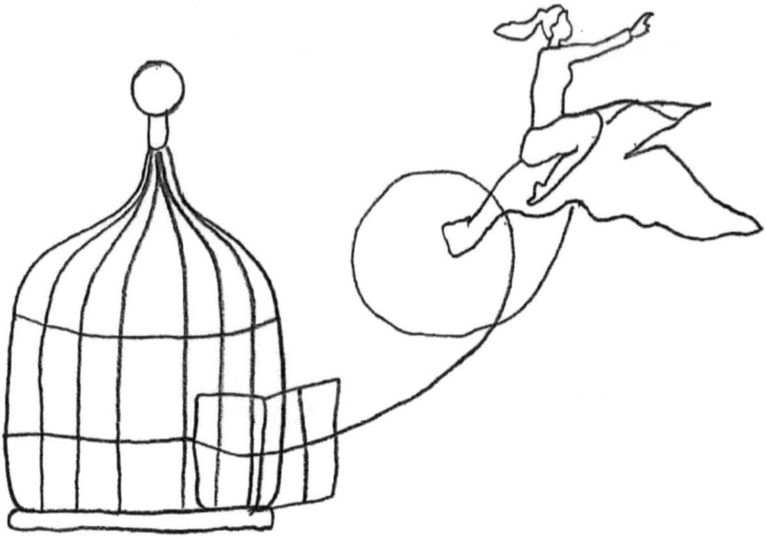

My-mindguide.com

FREIHEIT STATT ANGST

Veränderung ist immer herausfordernd. Du kannst nicht vorhersagen, was passiert, wenn du ein Risiko eingehst und ins Ungewisse gehst. Ungewissheit kann verlockend und beängstigend gleichermaßen sein und dich dazu bringen, dich selbst, deine Entscheidungen und deine Ziele zu hinterfragen. Aber offen zu sein für die Erfahrung, was auf der anderen Seite der Ungewissheit liegt, ist ein wichtiges Element der Reise zum Ich.

Denke immer daran, dass alles in unserer Welt ein Gleichgewicht hat. Wenn Zweifel auftauchen, musst du an deine Fähigkeit glauben, sie zu überwinden. Du hast die Kraft, Leiden zu ertragen, und wenn die Angst zuschlägt, hilft dir Liebe, sie zu überwinden.

Du musst nach und nach deine Einstellung und Herangehensweise an Schwierigkeiten und Ereignisse ändern. Damit meine ich, dass du die Kontrolle über dein Leben übernehmen musst und dich nicht darauf verlassen darfst, dass andere dich glücklich machen. Und du musst dich auf dich selbst konzentrieren, denn die Befreiung liegt auf der anderen Seite dessen, was du fürchtest, und an den unerwartetsten Orten. Alles andere wird sich von selbst ergeben, wenn du daran glaubst, dass Freiheit eine Wahl ist.

Es ist nicht zu leugnen, dass das Leben manchmal hart sein kann. Aber wenn das der Fall ist, entscheide dich dafür, stärker zu sein. Du bist keine Maschine, also mach eine Pause, wenn du sie brauchst. Bemühe dich, herauszufinden, was los ist. Lass dich aber nicht von Ungewissheit, Trauer oder Ängsten unterkriegen - und lass dich nicht von Zweifeln davon abhalten, deine Ziele zu erreichen.

Auf jeden Fall solltest du dich nicht von der Angst in die falsche Richtung lenken lassen. Erlaube ihr, dich zu stärken, indem du dich auf deine Ziele und Ambitionen konzentrierst. Du musst aus deiner Komfortzone heraustreten, die Segel setzen, auf die Richtung vertrauen, die du einschlägst, den Mut aufbringen und das Ufer zu verlassen. Ich bin zuversichtlich, dass du diese Aufgabe bewältigen kannst!

Stell dich deinen Ängsten und erlaube ihnen, dich zu stärken. Sobald du deine Ängste erkennst, kannst du ihnen ein Ende setzen und dein bestes Leben führen.

Deinem Herzen zu folgen, deine Ziele anzuvisieren und die Angst zu überwinden, ist nicht immer einfach - vor allem, wenn viele andere Dinge in deinem Leben vor sich gehen.

Du musst dir jedoch darüber im Klaren sein, dass die Berge, vor denen du stehst, in erster Linie mentaler Natur sind. Wenn du anfängst zu klettern, wirst du vielleicht erstaunt feststellen, dass sie gar nicht so groß sind, wie du erwartet hast. Es gibt keine unüberwindbare Schwierigkeit im Leben.

Wenn du das verstehst, wirst du dich nicht in dem verlieren, was um dich herum wütet. Ein Sturm kann nicht ewig dauern, also sei gewiss, dass alles gut wird, sobald du den ersten Schritt gewagt hast.

Angst ist eine bewusste Entscheidung

Es ist nicht schwer, den Blick zu weiten, um zu erkennen, dass der grundlegende Kampf der Menscheit primär ein Kampf zwischen Angst und Liebe ist. Wenn wir über eine rein politische oder psychologische Perspektive hinausgehen, hat das den Vorteil, dass wir den Konflikt zwischen den Idealen (Angst vs. Liebe) als wesentlichen Bestandteil unseres gemeinsamen Dilemmas betrachten können. Der Versuch, die Probleme der Welt aus demselben mentalen Zustand heraus anzugehen, der sie verursacht, ist sinnlos und verschlimmert die Situation sogar noch.

Deshalb ist es gerade jetzt so wichtig, deine Angst zu verstehen. Wenn wir uns dem entziehen, werden wir emotional auf bestimmte Ereignisse reagieren, als eine intelligente Antwort zu finden. Genau darauf setzen die „Mächtigen", um ihren Traum und ihre Sucht nach Macht und Kontrolle aufrechtzuerhalten. Also, was genau ist Angst? Nichts weiter als eine Ansammlung von Gedanken oder Überzeugungen, die mit bestimmten körperlichen Reaktionen auf Stress oder Traumata verbunden sind. Chronische Angstzustände sind ein mentales Konstrukt, das mit tief verwurzelten, unbewussten Glaubenssätzen in Form von mentalen Bildern verbunden ist. Wie bereits erwähnt, können diese Überzeugungen auf Überlebensinstinkte zurückgehen, aber wenn sie durch die Medien und ständig verstärkte, niedrige kulturelle Werte unterstützt und verstärkt werden, können sie sich so unauslöschlich in das Bewusstsein einprägen, dass viele Menschen eine Identität aufbauen, die auf der Annahme beruht, dass Angst natürlich, gerechtfertigt und sogar tugendhaft ist.

Um die Angst in ihre Schranken zu verweisen und ihr ihren ursprünglichen Zweck als einfachen biologischen Reflex zurückzugeben, müssen wir zunächst die Schwächen der Angst als psychologische Emotion verstehen. Was ist der Zweck der Angst? Sie engt das Bewusstsein ein, macht abhängig von konditionierten Glaubenssätzen und bereitet den Nährboden für Phobien. Wie ein Virus hat die Angst das Potenzial, den Wirt zu zerstören, indem sie alles infiziert, was ihr begegnet. Angst ist letztlich selbstzerstörerisch und lebensfeindlich.

Tatsächlich ist die grundlegende Spannung zwischen Liebe und Angst ein dualistisches Problem. Dualität ist ein Bewusstseinszustand, in dem Gegensätze als real wahrgenommen werden. Wir haben unseren Verstand geteilt, um „dies" und „das" als grundsätzlich verschiedene Dinge zu sehen. Indem wir unsere Wahrnehmungen auf diese Weise trennen, halten wir die Idee der Trennung für gottgegeben. Und damit bestätigen wir ungewollt die unbewusste Befürchtung, dass wir auch von der Natur, voneinander und sogar von dem, was uns erschaffen hat, getrennt sind. Das Konzept der Trennung und der Dualität ist daher grundsätzlich furchteinflößend und berührt einen tiefen unbewussten Nerv in unserem Verstand, der uns sagt, dass wir im Grunde schwach, hilflos und dazu verdammt sind, zu sterben, nachdem wir ein wertloses Dasein gefristet haben. Das ist klassische Ego-Propaganda, die darauf abzielt, dich unten zu halten. Das Ego besteht aus einzelnen Glaubenssätzen und der Angst, die sie fördern.

Der Zustand unserer Welt, wie wir sie durch die Linse der Dualität sehen, dient jedem von uns als Spiegel, in dem wir sehen können, wo wir in unserem Wachstum stehen und wo wir uns am Scheideweg befinden. Wir sind gezwungen, uns zur nächsten Entwicklungsstufe der Spezies zu entwickeln, wenn wir die Limitierung des individualisierten Egos und seiner Ängste überwinden, um ein einheitlicher Organismus zu werden, der sowohl die Individualität seiner Bestandteile als auch das, was uns alle verbindet, zum Ausdruck bringt - unsere gemeinsame Essenz oder unseren Geist, wenn du so willst.

Folglich könnte man die Angst als einen begrenzten Zustand betrachten, der nur als Katalysator dient, um darüber hinauszugehen. Angst ist immer kontraproduktiv, während Liebe immer expansiv und umfassend ist. Können wir nicht einfach unsere Ansichten über die Bedeutung dieser scheinbaren Gegensätze ändern und das ganze Thema zu Ende bringen, wenn die Dualität von Liebe und Angst nur ein Teil des Zustands unseres Gehirns in einem frühen Entwicklungsstadium ist? Welche der beiden Emotionen, Liebe oder Angst, bevorzugst du? Das könnte eine der wichtigsten Fragen sein, die du dir je gestellt hast. Welche der beiden bietet deiner Meinung nach die fundiertere Perspektive? Bedenke, dass nur einer dieser polaren Gegensätze am Ende wahr sein kann. Wo führt dich das hin, wenn nur die Furcht bedeutsam ist? Was passiert mit der Angst, wenn nur die Liebe zählt?

Wenn du bedenkst, dass die Angst einengend und die Liebe ausdehnend ist, was glaubst du, was am Ende „gewinnen" wird? Siehst du, dass die Angst danach greift, die Liebe zu packen und zu ersticken? Das ist unvereinbar mit der Feindseligkeit der Angst gegenüber dem, was verbindet, statt zu spalten. Angst kann leider nur zur Zerstörung führen.

Lasst uns die Angst als einen Raum beschreiben, in den wir der Liebe noch nicht erlaubt haben einzudringen. Die Angst ist wie ein leerer Raum ohne Fenster oder Licht, doch wenn wir die Tür für die Vorstellung öffnen, dass die Angst nicht jenseits unserer Vorstellung existiert, ist die Liebe das Licht, das den Raum durchflutet.

Uns allen wurde die Fähigkeit gegeben, Entscheidungen zu treffen. Und jetzt verstehst du hoffentlich, dass Angst eine Wahl ist, keine „Gegebenheit“, und dass du die Macht hast, „Nein“ zur Angst zu sagen und stattdessen die Liebe zu wählen. Ich versichere dir, dass du diese Entscheidung nie bereuen wirst, im Gegensatz zu den Gewissensbissen und der Scham, die wir oft empfinden, wenn wir der Angst erliegen. Angst hat die Tendenz, unserem Körper, unseren Gedanken und unseren Beziehungen Schaden zuzufügen. Jetzt ist es an der Zeit zu entscheiden:

Ich werde mein Bestes tun, um zu erkennen, wann die Angst mein Denken übernommen hat, und ich werde alles tun, was ich kann, um die mir gegebene Macht zu nutzen und in so einem Fall stattdessen die Liebe zu wählen.

EINFACHE FRAGEN, DIE DU DIR STELLEN SOLLTEST, SOBALD DU ANGST HAST

Eine der größten Entdeckungen, die ein Mensch macht, eine seiner größten Überraschungen, ist die Erkenntnis, dass er das tun kann, wovor er Angst hatte, es nicht zu können.

—Henry Ford

Es gibt keinen einzigen Menschen, der nicht schon einmal Angst hatte oder mit unangenehmen Situationen konfrontiert war, die ihn ängstlich gemacht haben. Angst ist ein Gefühl, das die meisten von uns verachten, mit dem wir aber alle irgendwann in unserem Leben zu tun haben.

Wovor hast du Angst? Wenn du daran denkst, was lässt dein Herz stehen bleiben? Was ist die Sache, die dich am meisten stresst? Worüber machst du dir am meisten Sorgen?

Machst du dir, wie so viele von uns, Sorgen um deine Zukunft? Machst du dir Sorgen um die Sicherheit deines Arbeitsplatzes oder um die Zukunft deiner Kinder? Es gibt viele Dinge, die uns ängstlich machen. Das Leben ist unvorhersehbar und wir entwickeln aufgrund der Ungewissheit und des Unbekannten eine Angst vor der Zukunft.

Wenn es dir wie den meisten von uns geht, musst du die richtige Einstellung kultivieren, um deine Ängste zu überwinden. Es ist nie eine gute Idee, in Angst zu leben. Du musst dich deinen Ängsten stellen und Strategien entwickeln, die verhindern, dass du dich immer wieder mit ihnen auseinandersetzen musst.

Finde die Quelle deiner Ängste und stelle dich ihr. Das Schöne an der Konfrontation mit deinen Ängsten ist, dass sie dich nicht mehr belasten, sobald du dich mit ihnen auseinandergesetzt hast. Außerdem wirst du dadurch stärker und fähiger, mit anderen unvorhersehbaren Ereignissen in deinem Leben umzugehen.

Wenn du mal nicht weiter wissen solltest, stell dir diese Fragen, die dir helfen, mit deinen Ängsten umzugehen:

1. Habe ich aus den richtigen Gründen Angst?
Angst ist nützlich, weil sie uns schützt. Mach das Beste aus deiner Angst, indem du sie sinnvoll einsetzt. Verbringe dein Leben nicht damit, Angst zu haben. Mach deine Angst zu einem Motivator, um deinen Traum zu verfolgen. Lass dich nicht von deinen Ängsten vor der Zukunft überwältigen, sondern lenke sie in Richtung einer besseren Zukunft. Stelle dich deinen Sorgen, indem du sie auf Bereiche lenkst, die dir helfen, deine Ziele zu erreichen.

2. Fühle ich mich durch meine Ängste gut oder schlecht?
Vor welchen Dingen hast du am meisten Angst? Sind sie vorteilhaft oder unvorteilhaft? Auf welche Ängste konzentrierst du dich am meisten? Anstatt dich vor Situationen zu fürchten, über die du keine Kontrolle hast, solltest du deine Energie

darauf konzentrieren, dein Leben einfacher und weniger stressig zu gestalten. Nimm dir die Zeit, dich auf das Positive zu konzentrieren, statt auf das Negative.

Angst ist das Einzige, wovor wir uns fürchten müssen. - Franklyn Roosevelt

3. Welche Bedeutung messe ich Herausforderungen bei?
Überlege mal: Worauf konzentrierst du dich? Füllst du deine Ängste mit Leben, indem du ständig an sie denkst? Wenn das der Fall ist, bekämpfe den Drang, dir Sorgen zu machen, und gewinne deine Kraft zurück, indem du dich auf das konzentrierst, was du tun willst. Konzentriere dich auf die Dinge, die dir helfen, als Person zu wachsen.

4. Lasse ich zu, dass die Angst mein Leben beherrscht?
Du wirst dein Leben nie genießen können, wenn du es in Angst lebst. Es gibt immer etwas, wovor du Angst haben kannst. Warum solltest du deine Zeit damit verschwenden, dir Sorgen über Dinge zu machen, die vielleicht eintreten oder auch nicht und über die du keine Kontrolle hast? Angst raubt dir die Freude. Wenn du also glücklich sein willst, musst du sie loswerden. Du kannst das Leben nicht schätzen, wenn du Angst hast.

5. Habe ich echte oder eingebildete Ängste?
Du kultivierst oft Ängste, obwohl es nichts gibt, wovor du dich fürchten müsstest. Gibst du einem Umstand mehr Macht, als ihm zusteht, wenn er auftaucht? Gib deiner Angst nicht die Möglichkeit, zu wachsen. Denke daran, dass die Dinge immer schlimmer zu sein scheinen, als sie sind.

6. Was kann ich aus meinen Ängsten mitnehmen?
Entdecke die Lektionen, die das Leben dir beibringen will. Lass dir die Chance nicht entgehen, die Botschaft zu empfangen, die dir geschickt wurde. Finde heraus, was dich am meisten ängstigt und was du tun kannst, um deine Angst zu minimieren.

Unsere Ängste werden nie verschwinden, aber du musst lernen, mit ihnen umzugehen, anstatt dich von ihnen beherrschen zu lassen. Lebe dein Leben mit Zuversicht und erwarte das Beste, dann werden deine Träume wahr. Wenn du Angst hast, finde heraus, warum du Angst hast und finde eine Lösung.

Egozentrisch statt Aufgabenorientiert
Jüngsten Studien zufolge bleiben aufgabenorientierte Menschen länger bei einer Aufgabe, bevorzugen schwierigere Aufgaben, arbeiten härter und performen unter Druck besser.

Unsere Perspektive kann sich von einem Moment auf den anderen ändern, und es braucht Zeit, um mentale Gewohnheiten zu entwickeln, die sicherstellen, dass unsere Gedanken uns nicht im Stich lassen, wenn wir sie am meisten brauchen.

Drei Entwicklungsstadien (Ericsson)

1. Schnelles Wachstum - Der Fokus liegt auf Lernen und Fortschritt und nicht auf Gewinnen oder Ergebnissen.

2. Verlangsamtes Wachstum - Der Schwerpunkt liegt auf dem Gewinnen/Verlieren, worüber wir keine Kontrolle haben, was Angst verursacht.

3. Wachstumsstop - Wir geben aufgrund von Frustration und gefühltem Versagen auf.

Ziele setzen

Wir müssen immer ein bestimmtes Ziel anstreben, sonst drehen wir uns im Kreis und kämpfen mit uns selbst, was zu selbstzerstörerischen Handlungen führt. Wenn wir zulassen, dass unsere geistigen Ressourcen in eine Richtung gelenkt werden, die nicht in unserem besten Interesse liegt, werden wir nur allzu leicht depressiv. Nur wenn wir uns selbstzerstörerisch verhalten, sind wir nicht in der Lage, Ziele zu erreichen, die in unserer direkten Kontrolle liegen.

Setze dir Ziele, die in deiner Macht stehen, aber ambitioniert sind. Wenn wir uns die richtigen Ziele setzen, verliert die Angst ihren Platz in unseren mentalen Prozessen.

Sich derartige Ziele zu setzen und so Anstrengungen bei der Verfolgung des Ziels zu erzeugen - ist entscheidend, um uns so zu motivieren, dass wir handeln.

Es ist vorteilhaft, sich täglich Ziele aufzuschreiben, denn:

- Du setzt deine Energie produktiv ein.
- Es bindet dich an eine Mission.
- Es schafft eine Erinnerung an das, was du tust.

Sowohl Selbstüberschätzung als auch Pessimismus beinhalten, dass du dich mit anderen vergleichst und deinen mentalen Zustand von deren Leistung abhängig machst. Der beste Weg zu exzellenten Leistungen ist Selbstvertrauen - es ist ein Wettbewerb mit sich selbst, ein Krieg der Selbstbeherrschung. Die konsequenteste Eigenschaft, die sehr erfolgreiche von weniger erfolgreichen Sportlern unterscheidet, ist Selbstvertrauen.

Vier Lösungen für mehr Selbstvertrauen:

1. Frühere Leistungen - Wir erwerben Selbstvertrauen, indem wir lernen und verstärken, was wir in der Vergangenheit gut gemacht haben.

2. Nachahmungserlebnisse - Wenn jemand anderes es kann, können wir es auch.

3. Verbale Überzeugung - Das, was wir am häufigsten zu uns selbst sagen, programmiert die Nervenbahnen des Gehirns. Wenn wir uns immer wieder versichern, dass wir etwas erreichen können, stärkt das unser Selbstvertrauen.

4. Physiologische Zustände - Wenn wir in der Lage sind, unseren Körper zu regulieren und ihn so funktionieren zu lassen, wie wir es wollen, stärkt das unser Selbstvertrauen.

Sich richtige Ziele zu setzen, die uns auf die richtige Art und Weise inspirieren und die Sorgen reduzieren, ist die wichtigste Technik, um die Angst zu verringern und schließlich zu kontrollieren. Gedanken werden schnell zu mentalen Repräsentationen im Kopf, und uns zu bitten, etwas nicht zu tun, kann sich anfühlen, als würden wir uns darauf programmieren, es zu tun. Anstatt uns auf unsere Fehler zu konzentrieren, sollten wir uns auf die positiven Aspekte dessen konzentrieren, was wir erreichen.

Regelmäßig die richtigen Entscheidungen zu treffen, ist ebenso wichtig für hohe Leistungen. Selbst wenn wir alle Fähigkeiten und Kenntnisse der Welt haben, sind wir nutzlos, wenn wir keine guten Entscheidungen treffen. Angst wird normalerweise auf eine von drei Arten behandelt:

- Lasse dich von ihr beeinflussen. (Diese Strategie verankert die Angst und verschlimmert sie noch.)
- Tu so, als ob sie nicht da wäre. (Das führt zu innerer Zerrissenheit und verschlimmert die Folgen.)
- Untersuche, was die Angst dir sagen will. (Das gibt dir die Möglichkeit, dein Warnsystem zu schätzen, das dich in Sicherheit bringt, und dir gleichzeitig zu sagen, dass du alles im Griff hast.)

Vielleicht schreist du, springst, rennst oder sagst etwas Falsches, bevor du dir überlegen kannst, wie du am besten vorgehst, denn schließlich verlangt deine Angst nach einer sofortigen Reaktion. Das muss dir nicht peinlich sein. Beruhige dich und denke darüber nach, was du gerade gelernt hast. Je einfallsreicher und furchtloser du wirst, desto mehr musst du daran arbeiten, neugierig zu sein und auf deinen Körper und deinen Geist zu hören.

Überlege dir die folgenden Fragen:

- Macht mir die Angst eine echte und dringende Bedrohung bewusst?
- Ist meine Sorge ein Warnzeichen dafür, dass etwas Schlimmes passieren wird?
- Ist die Angst eine Manifestation der Vergangenheit?
- Weist die Angst auf einen Bereich in meiner Komfortzone hin, den ich erweitern möchte?

Du wirst dich besser fühlen, wenn du die Empfindungen in deinem Körper wahrnimmst und lernst zu erkennen, was die Angst dir sagen will. Wenn unsere Ängste durch Interaktionen mit anderen Menschen ausgelöst werden, können wir sie in der Regel darauf zurückführen, was wir von ihnen erwarten (z. B. wütend werden, uns hassen, uns zurückweisen, uns schlagen, uns feuern). Das ist der Zeitpunkt, an dem du auf deine Bedenken achten und die richtigen Vorkehrungen treffen musst, wie zum Beispiel:

- Atme tief durch, entspanne deine Haltung und beruhige dich. (Dein Verhalten wird von deinem Gegenüber unbewusst widergespiegelt.)
- Finde heraus, was dich an der Situation am meisten ängstigt. (Das entscheidet darüber, ob die Bedrohung real oder eingebildet ist.)
- Visualisiere ein positives Ergebnis der Situation. (Das bewirkt eine mentale Veränderung.)
- Finde eine Win-Win-Situation in einem Konfliktfall. (Schließlich willst du nicht den Kampf gewinnen, aber den Krieg verlieren.)
- Entscheide dich für deine Ziele. (Ich will diese Beziehung aufrechterhalten.) Ich will mutig sprechen. Ich habe vor, aufmerksam und liebevoll zuzuhören.)

Beobachte, wie du atmest und fühlst und wie sich deine Gedanken in jeder Phase des Prozesses bewegen. Atmest du tiefer ein und aus? Fühlst du dich jetzt wohler? Hast du eine positivere Einstellung?

Angst bezwingt mehr Menschen als alles andere auf der Welt.

—Ralph Waldo Emerson

Wir können reifen und jede unangenehme Empfindung als eine Gelegenheit zum Wachsen und zur Bereicherung unserer

Lebenserfahrung annehmen, so wie Kinder zuerst Süßigkeiten lieben und dann, wenn sie erwachsen werden, einen Geschmack für die ganze Palette der Aromen entwickeln - bitterer Kaffee und Endivie, scharfe Chilischoten, salzige Sardellen und saure Zitrone. Hier sind einige Strategien für eine furchtlose Mentalität, die dir helfen, deine Gefühle neu zu ordnen und zu lernen, wie du mit Angst und Sorgen umgehen kannst:

1. Erkenne deine Angst und nimm sie vollständig an. Angst ergreift jeden. Du kannst deine Gefühle als Kumpel begrüßen, der dich etwas über dich selbst lehrt, wenn du ganz präsent und ehrlich bist.

2. Wechsle von einer Richtig/Falsch-Denkweise zu einer Nichts zu verlieren-Denkweise. Unabhängig von deiner Entscheidung wird es positive Konsequenzen geben. Es kann sein, dass du das gewünschte Ergebnis erreichst oder nicht, doch du hast in keiner Weise versagt. Du hast deine Fähigkeiten entdeckt und ein besseres Verständnis für deine Stärken und Schwächen gewonnen. Nach einigem Nachdenken wirst du sehen, was du tun kannst, um deine Talente zu nutzen und dich zu verbessern.

3. Erkenne die Vorteile, wenn du dich deiner Angst stellst. Vermeiden, Fliehen oder Verstecken verschlimmert deine Sorgen nur noch mehr. Du wirst deine Beziehungen zu Familie und Freunden stärken, wenn du Selbstvertrauen gewinnst und dich selbst nach außen zeigst. Du wirst mit deinen Kollegen und Kunden zusammenarbeiten, um Lösungen zu finden. Du wirst dir selbst gegenüber aufrichtig sein. Diejenigen, denen du wichtig bist, werden

dich so akzeptieren, wie du bist. Diejenigen, die ein Problem mit deiner Ehrlichkeit haben, sollten gar nicht erst in deinem Leben sein.

4. Erkenne die Ängste, die du vielleicht geerbt hast. Nicht alle Menschen haben Eltern, die ihnen die Überzeugung vermitteln, dass sie alles erreichen und sein können, was sie wollen. Einige der Sorgen, die aus deiner Erziehung stammen, sind Ängste, die mit Geld, Sex und Selbstwert zu tun haben.

5. Finde heraus, woher deine Angst kommt. Es ist möglich, dass das, wovor du sagst, dass du Angst hast, nicht genau das ist, wovor du Angst hast. Wenn du zum Beispiel Angst vor öffentlichen Auftritten hast, könnte es sein, dass du in Wirklichkeit Angst hast, abgelehnt zu werde oder zu versagen. Du kannst dich darauf konzentrieren, die zugrunde liegenden Probleme zu lösen, sobald du sie erkannt hast.

6. Erfreue dich an deinen Fortschritten. Erinnere dich daran, dass du jedes Mal herausgefordert wurdest und über deine Komfortzone hinausgegangen bist. Es ist wichtig, sich daran zu erinnern, dass es nicht ums Gewinnen oder Verlieren geht. Es geht um die Art und Weise, wie du damit umgegangen bist!

7. Vermeide es, Vergleiche anzustellen, denn dadurch fühlst du dich nur unzulänglich. Deine Lebenserfahrungen sind einmalig. Steh zu deinen Gefühlen und mach dir keine Gedanken darüber, was andere an deiner Stelle tun würden.

8. Erkenne die Angst als ein Warnsystem, das dich vor echten Risiken schützen soll. Furchtlos zu sein, bedeutet nicht, unverantwortlich zu sein. Das Leben ist zerbrechlich, und in Zeiten der Gefahr müssen wir angemessene Sicherheitsvorkehrungen treffen.

9. Wenn du dich überfordert fühlst, fang klein an. Ein Sprung ins tiefe Ende des Schwimmbeckens wird dir nicht helfen, deine Angst vor dem Schwimmen zu überwinden. Wenn du dich allmählich an das Wasser herantastest und angenehme Erfahrungen machst, wirst du Vertrauen und ein Gefühl der Kontrolle gewinnen. Oft ist es notwendig, einen Mentor zu haben, der dir hilft, den richtigen Dreh zu finden.

10. Finde eine Gruppe von Menschen, die dir helfen können. Wenn du deine Ängste jemandem mitteilen kannst, dem du vertraust, wird der Druck verringert und das Problem stellt sich vielleicht als kleiner heraus, als du dachtest. Sie kennen dich gut und ihre konstruktive Kritik und Ermutigung kann dir helfen, dein Selbstvertrauen zurückzugewinnen.

Die Vorteile der Furchtlosigkeit

Menschen, die eine angstfreie Haltung einnehmen, werden als „furchtlos" oder „verrückt" bezeichnet. Mutig zu sein hat jedoch einige bedeutende Vorteile, die die Nachteile überwiegen.

Erstens muss man zwischen Selbstvertrauen und Furchtlosigkeit unterscheiden. Sie sind miteinander verbunden, aber sie sind unterschiedlich.

Wenn du selbstbewusst bist, kannst du deinem Alltag nachgehen, ohne dir Sorgen über Ablehnung oder Versagen zu machen. Das ist eine wunderbare Eigenschaft, aber

Furchtlosigkeit ist die nächste Stufe des Selbstvertrauens. Wenn du Furchtlosigkeit und Selbstvertrauen kombinierst, bekommst du den Mut, große Sprünge ins Unbekannte zu wagen. Du kannst deinen Ambitionen folgen, Brücken zu Orten bauen, die du nicht sehen kannst, und Risiken eingehen, die andere nicht in Betracht ziehen würden.

Sicher, wenn du bei deinem nächsten Vorhaben scheiterst, wird der Schmerz unerträglich sein. Aber was passiert, wenn du Erfolg hast? Nicht zu vergessen, die Vorteile!

Hier sind sieben Vorteile, die furchtlose Menschen genießen:

1. Sie erkennen die Angst an und akzeptieren sie als das, was sie ist.

Sie erkennen die Angst als das an, was sie ist: die Sorge des Körpers um ihre Sicherheit. Die „Furchtlosen" berücksichtigen diese Furcht, ändern ihre Handlungen, wenn es nötig ist, und machen weiter.

Wenn deine Sicherheit tatsächlich in Gefahr ist und du nicht in der Lage bist, Vorsichtsmaßnahmen zu ergreifen, ist es unwahrscheinlich, dass du deinen Plan durchführst. Wenn es sich um eine Kampf-oder-Flucht-Situation handelt, wirst du die schwierigen Momente durchstehen, um auf der anderen Seite den Ruhm zu genießen.

2. Sie wachsen immer weiter.

Nur wenn du dich über deine Komfortzone hinaus wagst, kannst du Fortschritte machen. Motivationsredner erforschen und diskutieren dieses Thema regelmäßig. Unternehmerische Artikel gehen sehr detailliert darauf ein.

Das Leben ist dazu da, dass man es erlebt, anstatt es auswendig zu lernen. Spurrillen sind das, was sie per Definition sind.

Die Aufgabe eines furchtlosen Menschen ist es, aus seiner Komfortzone herauszutreten und völlig neue, unentdeckte Gebiete zu betreten. Das führt dazu, dass diese Menschen ständig lernen und sich verbessern.

3. Sie lassen sich von Ablehnung nicht einschüchtern.
Es ist einfacher, alles im Leben zu tun, wenn du deine Angst vor Ablehnung überwunden hast.

Der Satz „Was würden die Leute denken?" macht die meisten unserer Träume zunichte. Du kannst dich darauf konzentrieren, deine Ziele zu erreichen, wenn dich die Ideen und Meinungen völlig fremder Menschen nicht stören. Furchtlose Menschen erkennen, dass sie sich der Ablehnung stellen müssen, wenn sie Großes erreichen wollen.

4. Sie sind sich ihrer eigenen Existenz bewusst.
Furchtlos" zu sein bedeutet nicht wirklich, dass du keine Angst hast. Es bedeutet, dass du in der Lage bist, jede Herausforderung zu analysieren, die auf dich zukommt.

Du fängst an, dich selbst zu hinterfragen, während du über Herausforderungen nachdenkst. Was ist die Quelle deiner Befürchtungen? Liegt es an früheren Erfahrungen oder an der Möglichkeit negativer Konsequenzen? Ist es biologisch programmiert, dass du diese Angst empfindest?

Du kannst jede mentale Herausforderung überwinden, wenn du tief eintauchst und deine Bedenken erkennst.

5. Sie haben kein Problem damit, um Hilfe zu bitten.
Es mag dir nicht bewusst sein, aber vielen Menschen fällt es schwer, um Hilfe zu bitten. Sie haben Angst, die andere Person zu verärgern oder abgewiesen zu werden.

Für einen furchtlosen Menschen ist es selbstverständlich, andere um Hilfe zu bitten. Sie machen sich keine Gedanken darüber, weil sie verstehen, dass dies ein unvermeidlicher Aspekt des Lebens ist.

Wir können nicht alles alleine machen, und jede Aufgabe wird leichter, wenn zwei oder mehr Personen zusammenarbeiten.

6. Sie bereuen nicht, was sie nicht getan haben.
Reue ist quälend, besonders wenn es um verpasste Chancen geht. Niemand will nachts wach liegen und die Chancen bereuen, die er nicht genutzt hat.

Diese klischeehafte Frage wird häufig gestellt: Wirst du mit den Entscheidungen, die du getroffen hast, zufrieden sein oder die, die du nicht getroffen hast, bereuen, wenn du auf dem Sterbebett liegst?

Du wirst nie zurückblicken und dich fragen, was hätte sein können, wenn du diese Chancen ergriffen hättest.

7. Sie haben eine Menge Geschichten zu erzählen.
In den meisten Fällen haben mutige Menschen später im Leben die besten Geschichten zu erzählen. Sie haben etwas Mutiges getan, und egal, ob es geklappt hat oder nicht, sie haben überlebt, um es zu erzählen.

Das gibt ihnen Stoff für eine Geschichte über die Zeit, in der sie etwas Verrücktes versucht haben, von dem niemand sonst dachte, dass es funktionieren würde, oder über den Moment, in dem sie ein Risiko eingegangen sind, obwohl sie wussten, dass ein Scheitern Qualen oder Traurigkeit bedeuten würde.

Fast jeder Film basiert auf der Vorstellung, dass jemand an einem bestimmten Punkt mutig handelt. Ob es darum geht, alles zu riskieren, um das Mädchen zu bekommen, oder sich dem Bösewicht zu stellen, um die Welt zu retten, der Film erfordert mutige Taten. Ohne diese wäre der Film eintönig und wertlos.

Betrachte die Dinge mit den Augen einer fiktiven Figur. Erinnere dich daran, dass die ersten fünfzehn Sekunden einer jeden neuen Erfahrung die schwierigsten sind. Wenn du diese kurze Phase überstanden hast, wirst du mit einem Abenteuer belohnt.

Wege zur Stärkung deiner mentalen Stärke und Furchtlosigkeit

Deine Träume werden von deiner Angst gestohlen! Mentale Stärke und Tapferkeit sind zwei entscheidende Verhaltensweisen, die du mit der Zeit kultivieren musst, um deine Ziele zu erreichen.

Überraschenderweise werden 75 Prozent unserer Ängste niemals wahr! Warum verbringen wir so viel Zeit damit, über sie nachzudenken? Scheitern ist oft unsere einzige Sorge. Angst zu empfinden zeigt zwar, dass du dir Sorgen machst, aber zu viel Angst kann sich wie ein Lauffeuer ausbreiten und deine gesamte Karriere zum Entgleisen bringen.

So wie du trainierst, um deine körperliche Stärke zu verbessern, kannst du dasselbe tun, um deine mentale Stärke zu verbessern. Es ist ein schrittweiser Prozess, der mentale

Übungen beinhaltet. Schau dir die folgenden Vorschläge an, die dir helfen, mental stärker zu werden.

Hier sind neun Dinge aufgelistet, mit denen du heute anfangen kannst, um deine mentale Stärke zu verbessern und einen starken Geist zu entwickeln, damit du komplexe und schwierige Situationen meistern kannst:

1. Kontrolliere deine Emotionen

Das Ergebnis wird häufig durch dein vorherrschendes Denken bestimmt!

Das heißt, wenn du glaubst, dass du scheitern wirst, hast du dich bereits davon überzeugt, dass du es nicht schaffen wirst. Sage dir stattdessen: „Ich werde das schaffen!“, damit du nicht der Negativität erliegst. Durch die Kraft des positiven Denkens hast du die größten Chancen, im Leben erfolgreich zu sein. Keine Sorge, das Umdenken mit dieser Technik braucht etwas Zeit, aber mit etwas Übung wirst du in der Lage sein, deine Perspektive von negativ auf positiv zu ändern.

Wie wir auf unangenehme Ereignisse reagieren, wird stark von unseren Emotionen beeinflusst. Deshalb ist es wichtig, dass du deine Gefühle erkennst und verstehst, wie sie unsere Entscheidungen beeinflussen.

Welche Vorteile hat es, Gedanken zu verinnerlichen? Emotionales Bewusstsein hilft dabei, unlogische, auf Emotionen basierende Entscheidungen zu vermeiden.

2. Neue Ziele setzen

Mit neuen Zielen lassen sich auch neue Erfolge erzielen.

Menschen bewältigen negative Emotionen auf unterschiedliche Weise, z. B. mit Wut, Ausbrüchen, Angst und Melancholie. Aber diese üblichen Bewältigungstaktiken führen nur dazu, dass sie sich für kurze Zeit besser fühlen - oft mit langfristigen Folgen.

Beginne damit, deine Fähigkeiten einzuschätzen und eine langfristige Strategie zu entwickeln, um diese Gefühle zu vermeiden oder zu regulieren, ohne deine Gesundheit oder Beziehungen zu gefährden. Wie das geht?

Körperliche Bewegung, wie z. B. Joggen, Tanzen, Wandern, Malen oder eine andere aufregende Tätigkeit, kann die effektivste Methode sein, um deine Gedanken von dem aktuellen Problem abzulenken. Wie kann Bewegung dir helfen, mental stärker zu werden?

Regelmäßiger wöchentlicher Sport kann nachweislich:

- Stress abzubauen.
- Dein Selbstvertrauen zu stärken.
- Deine Schlafgewohnheiten zu verbessern.
- Dich vor Angstzuständen und Depressionen zu schützen.

Regelmäßige Aktivität setzt Endorphine frei, die mit Schmerzrezeptoren im Gehirn interagieren und so die Schmerzwahrnehmung und -erfahrung verringern.

Zusammenfassend lässt sich sagen, dass Neurotransmitter wie Dopamin und Serotonin eine glückliche Emotion und Reaktion im Körper hervorrufen, was zu einer deutlichen Veränderung unserer Denkweise führt. Wenn du einen Monat lang moderat trainierst, wirst du bereits Ergebnisse bemerken!

3. Führe eine Liste, um die Umsetzung zu gewährleisten
Experimentiere mit mehr Aktion und weniger Theorie. Es ist an der Zeit, den Ball ins Rollen zu bringen!

Alte Gewohnheiten lassen sich nur schwer ablegen, aber wenn dein Wunsch nach Veränderung stark genug ist, wirst du es schaffen. Wenn du deine kurzfristigen Ziele aufschreibst, ist das ein guter Anfang, um mental stärker zu werden. Warum? Weil sie dadurch lebendig werden und du zur Verantwortung gezogen wirst. Es ist nicht länger eine Illusion, die du dir einredest.

Wenn du dich deinem Ziel widmest, kannst du es nicht nur erreichen, sondern auch deine mentale Stärke mit der Zeit ausbauen. Dadurch kannst du:

- Neue Verbindungen knüpfen.
- Überholte Verhaltensweisen loswerden.
- Effizientere Arbeitstechniken entwickeln.

4. Priorisiere ein Leben mit Freude
Wenn du fröhlich bist, fühlst du dich mental stärker. Es ist an der Zeit, die Kontrolle über dein Glück zurückzugewinnen. Vermeide es, Zugeständnisse zu machen, um andere zu beeindrucken, anstatt deine Träume zu verwirklichen.

Die Angst, andere zu enttäuschen, könnte dich zurückhalten. Konzentriere dich deshalb auf deine eigenen Ziele und finde die Kraft, Entscheidungen zu treffen, die dir nützen, ohne andere zu verletzen.

5. Akzeptiere, dass Gewinn mit Risiko verbunden ist
Du kannst als Mensch nur wachsen, wenn du bereit bist, Risiken einzugehen.

Chancen zu ergreifen, um die nächste Stufe in deinem Leben zu erreichen und die Gelegenheit zu ergreifen, ist das, worum es bei einer Herausforderung geht, egal ob es sich darum handelt, deine derzeitige Arbeit aufzugeben, um dein eigenes Unternehmen zu gründen oder schädliche Beziehungen zu beenden.

Um Neuland zu betreten und neue Ziele zu erreichen, muss man Risiken eingehen, die vorher undenkbar waren.

6. Realisiere, dass jeder Fehler macht

Einen Fehler zu machen ist nicht dasselbe wie zu scheitern. Scheitern ist, wenn du nicht aus deinen Fehlern lernst. Wie können wir Fortschritte machen, wenn wir keine Fehler machen? Es ist ganz natürlich, dass man zögert, etwas Neues auszuprobieren, weil man schon einmal gescheitert ist, aber Scheitern und erneutes Probieren sind notwendig, um zu wachsen.

Anstatt Angst davor zu haben, einen Fehler zu machen, solltest du aus deinen Fehlern etwas Neues lernen und das Gelernte anwenden, um in Zukunft bessere Entscheidungen zu treffen.

7. Feiere kleine Siege

Einfache Siege im Leben geben uns ein gutes Gefühl, und wir werden dadurch mental stärker. Wenn du eines Tages beschließt, mit dem Laufen anzufangen, dann fange nicht mit fünf Kilometern pro Tag an, sondern mit fünf pro Woche und setze dir ein Ziel, von dem du weißt, dass du es erreichen kannst.

Setze dir kleine Ziele, die du erreichen kannst - die Idee dahinter ist, dass du dich für den Erfolg und nicht für das

Scheitern rüstest. Einfache Erfolge geben uns ein gutes Gefühl, und wenn wir uns gut fühlen, fühlen wir uns mental stärker.

8. Lass deine Vergangenheit hinter dir

Weil Energie so wichtig ist, solltest du deine Gedanken auf das konzentrieren, was dir hilft, produktiver zu sein. Wenn du dich mit deinen Erfolgen oder Misserfolgen in der Vergangenheit beschäftigst, kann dich das daran hindern, deine Ziele zu erreichen. Unabhängig von deiner Vergangenheit musst du sie hinter dir lassen und deine Zeit und Aufmerksamkeit auf dein aktuelles Ziel konzentrieren.

9. Entscheide dich für Nachdenken oder Feiern

Wir haben die Wahl, unsere Erfolge zu feiern oder darüber nachzudenken, warum wir scheitern. Vielleicht liegt das Geheimnis darin, ein gesundes Gleichgewicht zu finden. Frustration und negative Gedanken können manchmal das Beste aus uns herausholen, aber furchtlose Menschen neigen dazu, ihren Fokus von der Betrachtung von Niederlagen auf die Wertschätzung von Siegen zu verlagern.

Warum ist es so wichtig, Siege zu feiern? Negatives Denken zehrt an unserer Lebenskraft und schwächt unseren mentalen Zustand. Wir können zuversichtlich nach vorne blicken, wenn wir uns an die hervorragende Arbeit erinnern, die wir in der Vergangenheit geleistet haben.

Positive & negative Einstellungen

Wenn ein negativer Mensch zehn neue Dinge ausprobiert und bei einem davon scheitert, wird er oder sie sich ständig darauf konzentrieren, warum diese eine Sache gescheitert ist.

Ein positiver Mensch wird zehn neue Dinge ausprobieren, bei einem davon scheitern und die anderen neun schätzen.

Es braucht Zeit, deinen Geist umzuprogrammieren, aber wenn du dir dein negatives Denken zugelegt hast, kannst du über ein alternatives Denkmuster nachdenken und positivere Gewohnheiten für dein tägliches Leben entwickeln. Du hast die Möglichkeit, dich schlechter oder besser zu fühlen, also entscheide dich für die letztere Option.

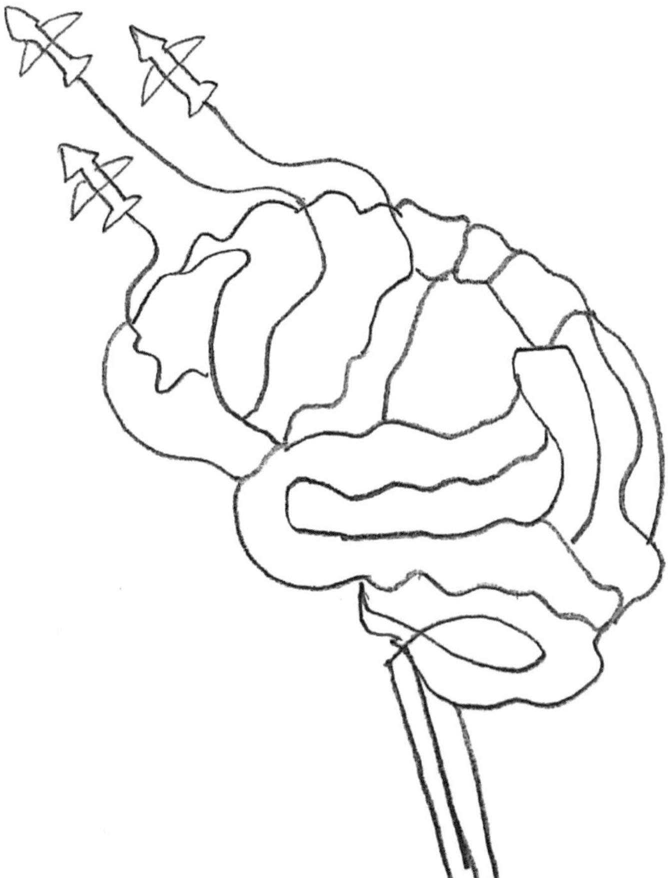

RESILIENZ DURCH FURCHTLOSIGKEIT

Wie lautet die Definition von Resilienz? Die Fähigkeit, sich an herausfordernde Ereignisse anzupassen, sein Wohlbefinden angesichts von Widrigkeiten zu bewahren und sich von Rückschlägen im privaten oder beruflichen Leben zu erholen. Resilienz ist eine erlernbare Eigenschaft - eine Haltung, die sich Menschen jeden Alters aneignen können, um bei der Bewältigung alltäglicher Aufgaben oder sogar bei der Erreichung von wahrer Größe effektiver zu werden.

Welche Faktoren beeinflussen die Resilienz der Menschen? Widrige Umstände zeichnen resiliente Menschen nicht. Vielmehr halten sie Schmerzen oder schwierige Umstände für eine vorübergehende Phase.

Was sind also die grundlegenden Faktoren, die es Sportlern, Geschäftsleuten, Studenten und Arbeitnehmern ermöglichen, widerstandsfähig zu sein? Gehen wir etwas genauer darauf ein.

Zunächst einmal bestimmt die Art und Weise, wie wir auf Widrigkeiten reagieren, die Ergebnisse und die folgenden Handlungen. Daher haben unsere Handlungen, unsere Einstellung und unsere Denkweise einen enormen Einfluss.

Betrachte die unten stehenden drei Eigenschaften, die Menschen bei der Arbeit widerstandsfähiger machen.

1. Selbsterkenntnis

Resiliente Menschen sind sich ihrer aktuellen Situation, ihrer Gefühle und der Handlungen anderer Menschen bewusst. Dadurch sind sie in der Lage, ihr Verhalten und ihre emotionalen Reaktionen auf Misserfolge unter Kontrolle zu bringen. Resiliente Menschen aus allen Lebensbereichen blicken positiv in die Zukunft, sie haben sich Ziele gesetzt und sind entschlossen, diese zu erreichen.

2. Die Verantwortung für eine Situation zu übernehmen

Einen Verlust oder besser noch einen Rückschlag zu akzeptieren, mag einfach erscheinen, aber viele Menschen reagieren zuerst mit Emotionen, was zu Unzufriedenheit und, noch schlimmer, zu einer negativen Einstellung führt.

Menschen, die Resilienz zeigen, akzeptieren die Umstände schnell als das, was sie sind, und konzentrieren ihre Gedanken darauf, voran zu gehen, anstatt zurückzuschauen. Wenn es darum geht, Resilienz zu verstehen, kann die Bedeutung von Akzeptanz gar nicht hoch genug eingeschätzt werden. Wir alle haben das zwar schon getan, aber wer ständig zurückblickt, hat es schwer, mit den Herausforderungen der Gegenwart umzugehen.

3. Opfer- statt Survivor-Mentalität

Der Schlüssel zu mehr Resilienz sind deine Einstellung und dein Denken. Was bedeutet das genau? Sportlerinnen und Sportler, die einen Halbmarathon negativ angehen, neigen dazu, sich selbst nur die negativen Botschaften zu vermitteln.

Das Ergebnis? Sie werden nicht das Leistungsniveau erreichen, das sie sich erhofft haben. Ihre Denkweise überzeugt sie davon, dass sie keine Chance haben, und ihr Scheitern wird zu einer sich selbst erfüllenden Prophezeiung.

Unabhängig von den Hindernissen und Problemen, mit denen sie konfrontiert sind, überlegt ein Survivor immer, was er als Nächstes tun kann. Sie sind Problemlöser, die nicht in der Vergangenheit verharren, sondern sich darauf konzentrieren, das Problem zu lösen und einen positiven Abschluss zu finden.

Da Krisen und mögliche Rückschläge unvermeidlich sind, verwenden resiliente Menschen eine Tunnelblickstrategie, anstatt Zeit und Energie auf Probleme zu verschwenden, die sie nicht kontrollieren können. Diese Konzentration erfordert Zeit und Mühe, aber viele Menschen, die konsequent und ausdauernd ihre Denkweise und Einstellung ändern, haben auch eine erhebliche Resilienz entwickelt.

Welche Vorteile bietet Resilienz im Arbeits- und Privatleben?

In unserem täglichen Leben, im Geschäft oder bei der Arbeit werden wir alle manchmal in eine Position der Schwäche geraten. Unser persönlicher Weg wird uns immer wieder überraschen und uns zwingen, Entscheidungen zu treffen, die uns entweder untergehen oder obenauf schwimmen lassen.

Resilienz ist eine erlernte Eigenschaft und ein Prozess, der es uns ermöglicht, uns angesichts von Widrigkeiten zu erholen und die Kontrolle wiederzuerlangen. Resilienz ermöglicht es uns, den Kopf über Wasser und die Dinge im Blick zu behalten und weiterzumachen.

Werfen wir einen Blick auf fünf grundlegende Argumente für die Bedeutung von Resilienz:

1. Sie verhindert, dass wir übermäßig gestresst werden.
2. Sie ist ein effektives Mittel, um deine Ziele zu verfolgen.
3. Sie verbessert deine körperliche Gesundheit.
4. Sie verbessert deine Beziehungen zu Kollegen, Familienmi tgliedern und anderen Menschen in deinem Umfeld.
5. Du hast eine höhere Wahrscheinlichkeit, erfolgreich zu sein.

Mentale Stärke:

1. Kontrolle

Hierbei geht es darum, wie sehr du glaubst, Einfluss auf dein Leben zu haben, einschließlich deiner Gefühle und deiner Bestimmung. Dein Selbstwertgefühl kann als Komponente der Kontrolle betrachtet werden. Um auf der Kontrollskala gut abzuschneiden, musst du dich in deiner eigenen Haut wohlfühlen und ein starkes Selbstbewusstsein haben.

Du hast mehr emotionale Kontrolle, neigst weniger dazu, deinen Gefühlszustand vor anderen zu offenbaren und lässt dich weniger von den Emotionen anderer ablenken.

2. Engagement

Dies ist der Grad, in dem du dich auf dich selbst konzentrieren kannst und verlässlich bist. Um auf der Engagement-Skala gut abzuschneiden, musst du in der Lage sein, dir Ziele zu setzen und diese konsequent zu erreichen, ohne dich ablenken zu lassen. Ein hohes Maß an Engagement zeigt, dass du in der Lage bist, erfolgreiche Routinen und Gewohnheiten zu entwickeln.

Wenn du hierbei schlecht abschneidest, kann es für dich eine Herausforderung sein, Ziele zu entwickeln und Prioritäten zu setzen sowie erfolgreiche Gewohnheiten zu schaffen. Andere Menschen oder konkurrierende Prioritäten können dich so leicht ablenken.

3. Nimm die Herausforderung an
Dieses Merkmal bemisst, wie motiviert und flexibel du bist. Dies bedeutet, dass du motiviert bist, dein Bestes zu geben, und dass du Schwierigkeiten, Veränderungen und Widrigkeiten eher als Chance denn als Bedrohung betrachtest. Außerdem bist du so anpassungsfähig und flexibel.

4. Selbstvertrauen
Hier geht es darum, wie sehr du von deiner Fähigkeit überzeugt bist, produktiv und fähig zu sein. Es geht um dein Selbstvertrauen und dein Glaube an deine Macht, andere zu beeinflussen.Du musst das Gefühl haben, dass du Aufgaben effektiv bewältigen und mit Rückschlägen umgehen kannst, während du deine Routine beibehältst und deine Entschlossenheit sogar noch verstärkst. Geringes Selbstvertrauen bedeutet, dass du leicht von Rückschlägen erschüttert wirst und dass du nicht glaubst, dass du fähig bist oder Einfluss auf andere hast.

14 Lösungsansätze für eine verbesserte Resilienz
Wie wir gesehen haben, ist psychische Belastbarkeit etwas, das man sein ganzes Leben lang verbessern kann, und nicht ein Aspekt unserer Persönlichkeit, der von Geburt an festgelegt ist. In den folgenden Abschnitten werden wir uns eine Reihe von Strategien und Techniken zur Stärkung der psychischen Belastbarkeit ansehen.

1. Neue Fertigkeiten erlernen

Das Erlernen neuer Fähigkeiten kann dazu beitragen, ein Gefühl der Beherrschung und des Könnens zu entwickeln. Beides kann in schwierigen Zeiten nützlich sein und das Selbstwertgefühl und die Problemlösungsfähigkeit stärken.

Welche Fähigkeiten erlernt werden müssen, hängt von der jeweiligen Person ab. Manche Menschen profitieren zum Beispiel von der Verbesserung kognitiver Fähigkeiten wie dem Arbeitsgedächtnis oder der selektiven Aufmerksamkeit, die ihnen helfen, in Alltagssituationen besser zurechtzukommen. Andere wiederum profitieren von kompetenzorientiertem Lernen.

Das Erlernen neuer Fertigkeiten in einer Gruppe hat den zusätzlichen Vorteil, dass es soziale Unterstützung bietet, die zur Stärkung der Widerstandsfähigkeit beiträgt.

2. Ziele setzen

Die Fähigkeit, sich Ziele zu setzen, sinnvolle Schritte zum Erreichen dieser Ziele festzulegen und diese umzusetzen, trägt zur Entwicklung von Willenskraft und mentaler Stärke bei. Ziele können groß oder klein sein und sich auf deine körperliche Gesundheit, dein emotionales Wohlbefinden, deinen Beruf, deine Finanzen, deine Spiritualität oder etwas anderes beziehen. Ziele, bei denen du dir neue Fähigkeiten aneignest, zahlen sich doppelt aus. Ein Instrument spielen oder eine neue Sprache lernen sind zwei Beispiele dafür.

Einigen Studien zufolge kann es die Widerstandsfähigkeit erhöhen, wenn du dir für dich untypische Ziele setzt und darauf hinarbeitest, wie z. B. religiöses Engagement oder ehrenamtliche Arbeit für eine Sache. Dies kann dir ein stärkeres

Gefühl von Zielstrebigkeit und Verbundenheit geben, was in schwierigen Zeiten von Vorteil sein kann.

3. Exposition

Kontrollierte Exposition ist eine Technik, die Menschen hilft, ihre Sorgen zu überwinden, indem sie sie schrittweise angstauslösenden Reizen aussetzt. Die Forschung hat gezeigt, dass dies Menschen helfen kann, widerstandsfähiger zu werden, vor allem, wenn sie dabei neue Fähigkeiten erlernen und sich Ziele setzen - ein dreifacher Vorteil.

So ist zum Beispiel das Sprechen in der Öffentlichkeit eine wichtige Fähigkeit im Leben, aber auch eine Quelle der Angst für viele Menschen. Diejenigen, die Angst vor öffentlichen Auftritten haben, können sich Ziele setzen, um diese Fähigkeit zu verbessern oder zu erwerben. Sie können mit einem kleinen Publikum von ein oder zwei Personen beginnen und ihr Publikum im Laufe der Zeit nach und nach vergrößern.

Diese Art von Aktionsplan kann von der Person allein oder mit Hilfe eines Therapeuten, der in kognitiver Verhaltenstherapie ausgebildet ist, erstellt werden. Erfolgreiche Versuche können das Selbstwertgefühl, die Autonomie und die Selbstbeherrschung stärken - alles Dinge, die in schwierigen Situationen nützlich sein können.

4. Verbinde die einzelnen Punkte miteinander

Unsere Beziehungen zu Familie, Freunden und Gemeindemitgliedern können uns helfen, widerstandsfähiger zu werden. Gesunde Beziehungen zu Menschen, die sich um dich sorgen und dir bei deinen Schwierigkeiten zuhören, können uns helfen, in schwierigen Zeiten wieder Hoffnung zu schöpfen. Anderen in ihrer Not zu helfen, kann uns ebenfalls weiterbringen und unser eigenes Gefühl der Widerstandsfähigkeit stärken.

5. Betrachte Notlagen nicht als unüberwindbare Hindernisse

Wir haben keine Kontrolle über die äußeren Ereignisse, die um uns herum geschehen, aber wir haben die Macht darüber, wie wir auf sie reagieren. Es wird immer Schwierigkeiten im Leben geben, aber es ist wichtig, über die unangenehme Situation, in der du dich befindest, hinwegzusehen und zu wissen, dass sich die Dinge ändern werden.

6. Erkenne, dass Veränderung ein unvermeidlicher Aspekt des Lebens ist

Dem Volksglauben nach ist die einzige Konstante im Leben der Wandel. Es kann sein, dass bestimmte Ziele aufgrund schwieriger Umstände nicht mehr realisierbar oder erreichbar sind. Wenn du akzeptierst, was du nicht ändern kannst, kannst du dich auf die Dinge konzentrieren, über die du die Kontrolle hast.

7. Mache Fortschritte auf dem Weg zu deinen Zielen

Es ist zwar wichtig, sich langfristige Ziele zu setzen, aber es ist auch wichtig, sicherzustellen, dass sie erreichbar sind. Kleine, konkrete Schritte ermöglichen es uns, unsere Ziele zu erreichen und regelmäßig auf sie hinzuarbeiten, was zu kleinen Etappensiegen auf dem Weg dahin führt. Versuche jeden Tag, deinem Ziel einen kleinen Schritt näher zu kommen.

8. Sei entschlossen in deinen Handlungen

Anstatt Schwierigkeiten und Belastungen auszuweichen und zu hoffen, dass sie von alleine verschwinden, versuche, wann immer möglich, entschlossen zu handeln.

9. Suche nach Gelegenheiten, mehr über dich selbst zu erfahren

Tragödien können manchmal zu bedeutendem persönlichen Wachstum und Lernen führen. Das Durchleben einer traumatischen Erfahrung kann unser Selbstwertgefühl stärken, unsere Bindungen verbessern und uns viel über uns selbst lehren. Viele Menschen, die mit Widrigkeiten konfrontiert waren, haben eine tiefere Spiritualität und mehr Respekt vor dem Leben entwickelt.

10. Entwickle eine gute Selbstwahrnehmung

Die Verbesserung deines Selbstbewusstseins kann dir helfen, Probleme zu vermeiden und Resilienz zu entwickeln. Wenn es darum geht, Probleme zu lösen und der eigenen Intuition zu vertrauen, ist es wichtig, ein positives Bild von sich selbst zu haben.

11. Behalte einen Sinn für die Perspektive

Wenn es dir schlecht geht, denke daran, dass es noch viel schlimmer sein könnte. Wenn du mit schwierigen oder schmerzhaften Umständen konfrontiert wirst, ist es von Vorteil, eine langfristige Perspektive zu haben, um deine Widerstandsfähigkeit zu stärken.

12. Behalte eine positive Einstellung bei

Es wird unwahrscheinlicher, dass wir eine Lösung finden, wenn wir uns auf die schlechten Aspekte eines Problems konzentrieren und ängstlich bleiben. Bewahre dir eine fröhliche, positive Einstellung und rechne eher mit einem positiven Ergebnis als mit einem negativen. Visualisierung ist eine Technik, die in dieser Hinsicht nützlich sein kann.

13. Kümmere dich um dich selbst

Selbstfürsorge ist eine wichtige Methode, um Resilienz zu entwickeln, denn sie hält deinen Geist und Körper in guter Verfassung, damit du mit unangenehmen Situationen umgehen kannst, wenn sie auftreten. Sich um sich selbst zu kümmern bedeutet, dass du auf deine eigenen Bedürfnisse und Gefühle achtest und angenehme und entspannende Aktivitäten unternimmst. Körperliche Aktivität ist ebenfalls eine gute Form der Selbstfürsorge.

14. Zusätzliche Strategien zur Stärkung der Resilienz

Die Stärkung der Resilienz kann für jeden Menschen etwas anderes bedeuten. Tagebuchführung, Dankbarkeit, Meditation und andere spirituelle Praktiken können manchen Menschen helfen, ihre Hoffnung und Entschlossenheit wiederzuerlangen.

Resilienz als Weg aus der Angst

Laut der *American Psychological Association* (2014) wird Resilienz als die Fähigkeit definiert, sich angesichts von Widrigkeiten, Traumata, Tragödien, Bedrohungen oder schwerwiegenden Stressursachen wie Familien- und Beziehungsproblemen, schweren gesundheitlichen Problemen oder beruflichen und finanziellen Belastungen anzupassen. Anders ausgedrückt: sich nach Widrigkeiten wieder aufzurappeln. Resilienz ist kein Persönlichkeitsmerkmal, das man entweder hat oder nicht.

Es handelt sich um erlernte und geformte Verhaltensweisen, Gedanken und Handlungen, die jeder Mensch entwickeln kann. Laut der *American Psychological Association* bedeutet resilient zu sein jedoch nicht, dass eine Person gegen Widrigkeiten immun ist. Menschen, die in ihrem Leben mit Schwierigkeiten und Traumata konfrontiert waren, sind eher in der Lage, erhebliche emotionale Ängste zu erleben.

Resilienz-Faktoren

Viele Faktoren tragen zur Resilienz bei, aber Studien zeigen, dass unterstützende Beziehungen innerhalb und außerhalb der Familie am wichtigsten sind. Fürsorgliche, liebevolle Beziehungen, die Ermutigung und Rückversicherung bieten, helfen bei der Entwicklung der Resilienz eines Menschen.

Weitere Eigenschaften, die mit Resilienz verbunden sind, sind:

- Die Fähigkeit, realistische Pläne aufzustellen und sie in die Tat umzusetzen.
- Ein positives Selbstbild und der Glaube an die eigenen Fähigkeiten und Stärken.
- Problemlösungs- und Kommunikationsfähigkeiten.
- Die Fähigkeit, starke Emotionen und Triebe zu kontrollieren und zu bewältigen.

All dies sind Eigenschaften, die Menschen selbst kultivieren können.

Techniken zum Aufbau von Resilienz

Wenn es darum geht, Resilienz aufzubauen, wird jeder Mensch eine andere Strategie verfolgen. Wir alle reagieren unterschiedlich auf traumatische und stressige Lebenserfahrungen, so dass das, was bei der einen Person funktioniert, bei der anderen vielleicht weniger gut klappt. Kulturelle Unterschiede in der Art und Weise, wie Menschen ihre Gefühle ausdrücken und mit Widrigkeiten umgehen, können sich ebenso widerspiegeln.

Lehren aus der Vergangenheit beherzigen

Wenn du deine früheren Erfahrungen und Quellen persönlicher Stärke untersuchst, kannst du herausfinden, welche Techniken zum Aufbau von Resilienz für dich am besten geeignet sind. Die *American Psychology Association* hat einige Leitfragen zusammengestellt, die du auch du dir stellen kannst, um herauszufinden, wie du in der Vergangenheit auf schwierige Situationen reagiert hast. Die Untersuchung der Antworten auf diese Fragen kann dir helfen, zukünftige Taktiken zu formulieren.

Denke an Folgendes:

- Was waren die stressigsten Erfahrungen in meinem Leben?
- Wie haben mich diese Ereignisse in der Vergangenheit beeinflusst?
- Hat es mir jemals geholfen, an wichtige Personen in meinem Leben zu denken, wenn ich mich niedergeschlagen fühlte?
- An wen habe ich mich nach einem traumatischen oder stressigen Ereignis um Hilfe gewandt?
- Was habe ich in schwierigen Zeiten über mich selbst und meinen Umgang mit anderen gelernt?
- Hat es mir geholfen, jemandem zu helfen, der eine ähnliche Erfahrung gemacht hat?
- Ist es mir gelungen, Herausforderungen zu überwinden und wenn ja, wie?

Flexibilität kultivieren

Flexibles Denken ist gleichbedeutend mit einer widerstandsfähigen Einstellung. Flexibilität und Ausgeglichenheit angesichts von stressigen Situationen und Ereignissen zu bewahren, erreichst du auf folgende Weise:

- Erlaube dir, starke Emotionen zu empfinden, aber erkenne, wann du sie beiseite lassen musst, um gut arbeiten zu können.
- Ergreife Maßnahmen, um deine Probleme anzugehen und die Anforderungen des täglichen Lebens zu erfüllen, aber erkenne auch, wann du einen Schritt zurücktreten und dich ausruhen/erneuern musst.
- Pflege dich selbst, indem du Zeit mit lieben Menschen verbringst, die dich unterstützen und ermutigen.
- Realisiere, wann du dich auf andere verlassen kannst und wann auf dich selbst.

Wo du Unterstützung findest

Die Liebe und Unterstützung von Familie und Freunden reicht nicht immer aus. Wenn du Unterstützung von jemandem außerhalb deiner Gruppe brauchst, scheue dich nicht, darum zu bitten:

- Gruppen zur Selbsthilfe und Gemeinschaften. Der Austausch von Erfahrungen, Gefühlen, Wissen und Ideen kann eine Quelle des Trostes für diejenigen bieten, die sich in schwierigen Zeiten allein fühlen.

- Bücher. Von Menschen zu lesen, die ähnliche schwierige Situationen wie du erfolgreich gemeistert haben, kann bei der Erstellung eines individuellen Plans sehr inspirierend sein.

- Webbasierte Ressourcen. Es gibt eine Vielzahl von Ressourcen und Informationen über den Umgang mit Trauma und Stress im Internet; stelle nur sicher, dass die Informationen aus einer zuverlässigen Quelle stammen.

- Ein lizensierter Therapeut. Für viele Menschen reichen die oben genannten Ratschläge aus, um ihre Widerstandsfähigkeit zu stärken. Wenn du jedoch aufgrund traumatischer oder anderer belastender Lebenserfahrungen nicht in der Lage bist, in deinem Alltag zu funktionieren, ist es manchmal am besten, professionelle Unterstützung zu suchen.

Halte deine Abenteuerlust am Leben

Eine nützliche Metapher für Resilienz ist eine Rafting-Tour, denn hierbei kannst du mit einer Vielzahl von Bedingungen rechnen: Stromschnellen, langsames Wasser, seichtes Wasser und eine Vielzahl von stressigen Wendungen. Veränderte Umstände beeinflussen deine Ideen, deine Einstellung und deine Navigation, genau wie in der Realität. Es ist hilfreich, im Leben auf frühere Erfahrungen und Informationen zurückgreifen zu können, ähnlich wie bei einer Flussfahrt.

Zuversicht und der feste Glaube an deine Fähigkeiten, die manchmal unruhigen Gewässer zu meistern, sowie vertrauenswürdige Partner, die dich auf deiner Reise begleiten und ermutigen, sind allesamt wichtige Faktoren.

Die Verbesserung mentaler Stabilität zum Aufbau der Resilienz

Mentales Durchhaltevermögen ist die einzige Eigenschaft, die es uns ermöglicht, angesichts von Widrigkeiten durchzuhalten. Sie ist notwendig, um langfristige Hindernisse sowie unvorhersehbare und unerwartete Kämpfe, Ängste oder Traumata zu überwinden, und sie kann nur durch Übung und Wiederholung erworben werden.

Wenn wir von Stärke sprechen, denken wir in der Regel an Spitzensportler und Sportteams, denn sie brauchen sowohl körperliche als auch geistige Ausdauer, um gute Leistungen zu erbringen. Eine höhere mentale Ausdauer ist jedoch für alle von Vorteil, nicht nur für Sportler. Obwohl niemand über Nacht mentale Stärke entwickelt, können die folgenden fünf Vorschläge für die Entwicklung mentaler Stärke im Laufe der Zeit für dich von großem Nutzen sein:

1. Behalte eine positive Grundeinstellung bei

Eines der wichtigsten Merkmale einer gesunden Psyche ist das Selbstvertrauen und der Glaube an die eigene Fähigkeit, Leistungen zu erbringen und Entscheidungen zu treffen. Wenn du dich darin übst, positiv zu denken und in jeder Situation das Gute zu sehen, kann das zweifellos dazu beitragen, dass du mit der Zeit mentale Stärke entwickelst.

2. Nutze Visualisierungstechniken

Visualisierung ist eine wirksame Strategie, um mit Stress und Leistungsangst umzugehen. Schließe deine Augen und erinnere dich an eine Zeit, in der du eine vergleichbare Herausforderung gemeistert hast. Dabei geht es nicht nur um den ästhetischen Aspekt des Erfolgs, sondern auch um den emotionalen.

3. Sei auf Rückschläge gefasst

Das Leben verläuft nicht immer so, wie wir es uns vorgestellt oder geplant haben. Anstatt sich auf den Verlust oder die Tragödie zu konzentrieren, ist es wichtig, sich nach einem Rückschlag wieder auf sich selbst zu besinnen und die Konzentration zurückzugewinnen. Wir haben keine Kontrolle über die äußeren Ereignisse in unserem Leben, aber wir haben die Macht über das, was wir danach tun. Es ist eine gute Idee, eine Strategie parat zu haben, die dir hilft, mit Dingen umzugehen, die nicht so laufen wie geplant.

4. Der Umgang mit Stress
Unsere Fähigkeit, mit Stress umzugehen, hat einen großen Einfluss auf unsere mentale Stärke. Obwohl nicht jeder Stress negativ ist - positiver Stress (Aufregung) kann inspirierend sein - hat er dieselben körperlichen Auswirkungen auf unseren Körper.

Meditation und Yoga sind zwei effektive Methoden zur Stressbewältigung. Es ist wichtig, sich daran zu erinnern, dass nur du für deinen mentalen Zustand verantwortlich bist.

5. Erhöhe deine Schlafdauer
Es ist kein Geheimnis, dass ausreichend Schlaf für unser körperliches und emotionales Wohlbefinden wichtig ist. Eine geruhsame Nachtruhe hält dich gesund und scharfsinnig, sodass du schnelle Entscheidungen treffen kannst. Sieben bis neun Stunden Schlaf gelten als ausreichend - oder mehr, wenn du körperlich und geistig stark beanspruchte Tätigkeiten ausübst.

Stärkung der gemeinschaftlichen Resilienz
Die Widerstandsfähigkeit einer Gemeinschaft bezieht sich auf ihre Fähigkeit, sich an schlechte Bedingungen anzupassen, diese zu ertragen und sich von ihnen zu erholen, indem sie die verfügbaren Ressourcen (Energie, Kommunikation, Transport, Nahrung usw.) nutzt.

Nach einer Katastrophe garantiert eine erfolgreiche Anpassung, dass eine Gemeinschaft so schnell wie möglich zum normalen Leben zurückkehren kann. Die Gesundheit, die Funktionsfähigkeit und die Lebensqualität der Menschen sind wichtige Faktoren für die Anpassung der Gemeinschaft.

Um etwa nach einer (Natur)Katastrophe zusammenzufinden und wieder neu aufzubauen, sollte eine Gemeinschaft einen Aktionsplan parat haben und verfolgen. Die folgenden Elemente sind wichtig, damit eine Gemeinschaft nach einer Tragödie kollektive Widerstandsfähigkeit entwickeln kann:

- Der Aufbau sozialer Unterstützung
- Die Verringerung von Risiken und Ungleichheiten bei den Ressourcen
- Organisatorische Verbindungen schaffen

Bereite dich auf die Eventualität vor, keinen Plan zu haben. Das erfordert Anpassungsfähigkeit, Entscheidungsfähigkeit und verlässliche Informationsquellen, die auch bei Unsicherheit funktionieren.

Was macht eine Beziehung widerstandsfähig?
Jede Beziehung erfordert ein hohes Maß an Widerstandsfähigkeit. Beziehungen erfordern ständige Aufmerksamkeit und Pflege, besonders in schwierigen Zeiten. Hast du schon einmal darüber nachgedacht, warum manche Freundschaften und sexuellen Beziehungen länger halten als andere? *Everly* (2018) stellt eine Reihe von Merkmalen vor, die die Widerstandsfähigkeit von Beziehungen zu fördern scheinen und deren Langlebigkeit erhöhen.

Beziehungen mit hoher Resilienz haben folgende Merkmale:

1. Aktiver Optimismus
Aktiver Optimismus bedeutet nicht nur zu erwarten, dass sich die Dinge zum Guten wenden, sondern auch Maßnahmen zu ergreifen, um dies zu gewährleisten. In einer Beziehung

bedeutet das, dass du dich bereit erklärst, auf kritische, grausame oder zynische Bemerkungen zu verzichten, um die Kraft einer positiven, sich selbst erfüllenden Prophezeiung zu nutzen.

2. Ehrlichkeit, Integrität, Übernahme von Verantwortung für die eigenen Handlungen und Vergebung

Wenn wir uns verpflichten, die Verantwortung für unsere Handlungen zu übernehmen, einander loyal zu sein und einander (und uns selbst) zu vergeben, werden wir unsere Beziehungen widerstandsfähiger gestalten können. Darin steckt die klassische Weisheit, dass Ehrlichkeit unabhängig vom Ergebnis oder den Konsequenzen die beste Politik ist.

3. Entschlossenheit

Dies bedeutet, den Mut zu haben, zu handeln, auch wenn es unpopulär ist oder Konflikte in einer Beziehung verursacht. Entschlossenes Handeln kann bedeuten, dass man eine toxische Beziehung verlässt, aber auch, dass man seine persönliche Widerstandsfähigkeit fördert.

4. Beharrlichkeit

Die Fähigkeit, angesichts von Widrigkeiten, Rückschlägen und Misserfolgen durchzuhalten, wird als Beharrlichkeit bezeichnet. In Partnerschaften ist es wichtig zu verstehen, dass es immer Höhen und Tiefen, gute und schlechte Zeiten geben wird.

5. Selbstdisziplin

Die Fähigkeit, Impulse zu regulieren, Versuchungen zu widerstehen und Befriedigung aufzuschieben, sind wichtige Eigenschaften in einer Beziehung. Selbstbeherrschung ermöglicht es, Verhaltensweisen zu vermeiden, die der Beziehung schaden, und gleichzeitig positive Verhaltensweisen zu unterstützen, vor allem, wenn man mit Schwierigkeiten zu kämpfen hat.

6. Ehrliche Kommunikation fördert die zwischenmenschliche Verbundenheit

Durch offene, ehrliche Kommunikation wird das Gefühl der Zugehörigkeit und Nähe in einer Beziehung aufrechterhalten und vertieft. Die schwierigsten Gespräche sind oft die wichtigsten.

7. Achtsamkeit

Achtsamkeit in der Gegenwart bietet zahlreiche Vorteile für den Einzelnen und gilt auch für Paare in einer Beziehung. In einer Partnerschaft führt die Achtsamkeit in der Gegenwart zu einem friedlichen, nicht wertenden Denkstil und einer offenen Kommunikation. Anstatt neue Ideen abzulehnen und Schuldzuweisungen zu machen, ermöglicht die Geistesgegenwart ein gemeinsames Denken und Offenheit für neue Lösungen.

Dies sind nur einige der Eigenschaften, die die Widerstandsfähigkeit einer Beziehung verbessern und die Wahrscheinlichkeit erhöhen, dass sich eine Beziehung von Widrigkeiten erholt.

Wie lernen Menschen, für den Rest ihres Lebens resilient zu sein?

Es ist wichtig, dass du jetzt damit beginnst, deine Resilienz zu stärken, wenn du für den Rest deines Lebens stark sein willst! Wenn du dich an die oben genannten Taktiken und

Tipps hältst, wirst du besser in der Lage sein, dich zu erholen und anzupassen, denn das Leben wird dir einige weitere Hindernisse in den Weg legen.

Der Aufbau von Resilienz dauert oft Jahre, kann aber durch Veränderungen oder Krisen beschleunigt werden. Während einige Aspekte der Resilienz in normalen Situationen enthalten sind, werden die meisten von ihnen erst in Krisenszenarien getestet.

Obwohl jeder Mensch seinen eigenen Bewältigungsstil entwickelt, bezieht sich das vorgeschlagene mehrdimensionale Resilienzmodell auf die folgenden sechs Variablen, aus denen sich jeder Stil zusammensetzt:

- Werte & Überzeugungen
- Affekt
- Soziales
- Vorstellungskraft
- Kognition
- Physiologie

Wie du einen besseren, stärkeren und selbstbewussteren Geist entwickelst

Einer der wichtigsten Aspekte bei der Entwicklung von Resilienz ist es, ein gutes Selbstbild zu kultivieren und Vertrauen in deine Fähigkeiten zu gewinnen, Schwierigkeiten zu lösen und deiner Intuition zu vertrauen. Wie können wir also eine selbstbewusstere Einstellung entwickeln?

Hier sind einige solide Techniken aufgelistet, mit denen du dein Selbstwertgefühl stärken kannst:

1. Tu' etwas!

Selbstvertrauen und Leistung sind untrennbar miteinander verbunden. Wenn du dir Ziele setzt und sie erreichst - auch wenn es nur kleine Schritte sind - stärkt das dein Selbstwertgefühl und dein Vertrauen in deine Talente.

2. Behalte deine Fortschritte im Auge

Es ist wichtig, ein großes oder kleines Ziel in kleinere, machbare Etappen zu unterteilen, wenn du darauf hinarbeitest. So ist es einfacher, die Entwicklung zu verfolgen und Vertrauen aufzubauen, weil die Fortschritte in Echtzeit sichtbar sind. Das hilft dir dabei, deine Ziele und die Schritte, die zu ihrer Erreichung nötig sind, zu quantifizieren.

3. Handle im Interesse der anderen

Sehr selbstbewusste Menschen leben eher nach ihren Werten und treffen Entscheidungen auf der Grundlage dieser Werte, auch wenn es nicht immer in ihrem besten Interesse ist. Es kann zu einer selbstbewussteren Haltung führen, wenn deine Entscheidungen im Einklang mit deiner inneren Überzeugung stehen.

4. Bewegung

Bewegung tut nicht nur deinem Körper gut, sondern auch deinen Gedanken. Bessere Konzentration, Gedächtnisleistung und Stress- und Angstbewältigung sind allesamt mentale Vorteile physischer Bewegung. Bewegung wird auch mit der Prävention und Behandlung von Depressionen in Verbindung gebracht.

Sie verleiht dir nicht nur wegen der körperlichen, sondern auch wegen der geistigen Vorteile frisches Selbstvertrauen.

5. Hab keine Angst

Furchtlosigkeit bei der Verfolgung deiner Ziele setzt ein hohes Maß an Selbstvertrauen voraus. Andererseits kann es dir helfen, Selbstvertrauen zu gewinnen, wenn du dich selbst herausforderst und dich kopfüber in Situationen stürzt, die dir eigentlich Sorgen machen. Es ist ganz natürlich, dass wir manchmal überwältigt sind und Angst vor dem Scheitern haben, wenn wir uns ambitionierte Ziele setzen. In solchen Situationen ist es wichtig, dass du deinen Mut zusammennimmst und einfach einen Schritt nach dem anderen weitergehst.

6. Steh für dich selbst ein

Wenn du für dich selbst einstehst, sobald jemand sagt, dass du etwas nicht kannst, ist das ein guter Ansatz, um dein Selbstwertgefühl zu stärken. Allzu oft glauben wir den Kritikern, weil sie die Selbstzweifel, die wir in unseren Gedanken haben, widerspiegeln. Negative Gedanken durch positive zu ersetzen, ist eine Möglichkeit, ein positives Selbstbild zu kultivieren. Wenn jemand nicht an dich glaubt, versuche, ihn eines Besseren zu belehren.

7. Sei beständig

Wenn du deine Versprechen einhältst, verschaffst du dir nicht nur den Respekt der anderen, sondern auch den Respekt und das Vertrauen gegenüber dir selbst. Entwickle Durchhaltevermögen, um deine Ziele zu erreichen und - was noch wichtiger ist - um deine Beziehungen zu stärken.

8. Bedenke das Langfristige

Häufig opfern wir langfristige Freude für kurzweilige Befriedigung. Wir können Selbstvertrauen gewinnen, indem wir Opfer bringen und Maßnahmen ergreifen, die auf langfristige Ziele ausgerichtet sind und nicht auf sofortige Befriedigung. Wenn du die nötige Disziplin aufbringst, wirst du auf lange Sicht glücklicher sein und deine Ziele besser erreichen können.

9. Kümmere dich nicht darum, was andere denken

Es ist leicht, sich darüber Gedanken zu machen, was andere von dir denken, aber es ist wichtig zu erkennen, dass das, was andere von dir denken, keinen Einfluss auf deine Fähigkeit hat, deine Ziele zu erreichen. Baue dein Selbstvertrauen auf, indem du an dich selbst glaubst und weiter vorankommst, auch wenn Dritte abweichender Meinung sind.

10. Verbringe mehr Zeit mit Dingen, die dich glücklich machen

Es hilft uns, unser Leben zu verbessern und unser bestes Selbst zu entwickeln, wenn wir uns Zeit für bewusste Selbstfürsorge nehmen und Dinge tun, die uns Freude bereiten. Wenn wir mit unserem Selbst im Einklang und stolz darauf sind, gewinnen wir zwangsläufig an Selbstvertrauen.

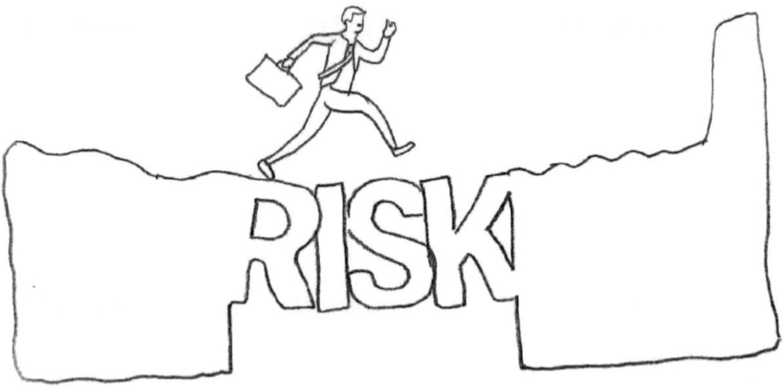

My-mindguide.com

FURCHTLOSIGKEIT IN ZEITEN VON COVID-19

Für viele von uns sind dies schwierige und verwirrende Zeiten. Furcht und Angst können überwältigend wirken und starke Emotionen hervorrufen. Auf der ganzen Welt ist der Alltag der Menschen stark beeinträchtigt worden. Die Menschen sind besorgt darüber, was in den nächsten Wochen, Monaten und Jahren passieren könnte. Angst, Ungewissheit und Sorgen sind heutzutage allgegenwärtig. Wir alle machen uns Sorgen um die eigene Gesundheit und die unserer Angehörigen. Wie können wir unter den aktuellen Umständen mit all unseren Ängsten umgehen? Beginnen wir mit den Grundlagen:

Was ist der Grund für unsere Ängste?

Angst ist, wie wir in den vorangegangenen Kapiteln gelernt haben, eine Reaktion auf Unsicherheit und das Unbekannte. Wenn wir Zweifel daran haben, wie die Dinge ausgehen werden, kommt die Angst ins Spiel. Wir bekommen Angst, einen Fehler zu machen oder eine schlechte Entscheidung zu treffen, wenn wir an uns selbst zweifeln. Wenn wir uns über das Ergebnis unsicher sind, haben wir Angst vor den Konsequenzen.

Wir haben auch Angst davor, anfällig zu werden. Doch es gibt viele Szenarien: Der kleine Junge oder das kleine Mädchen auf dem Schulhof fürchtet sich vor einem Tyrannen. Das schwache Kind fürchtet, jeden Tag auf dem Heimweg von der Schule von den stärkeren Kindern körperlich angegriffen zu werden. Am Arbeitsplatz hat der Arbeitnehmer Angst vor seinem Chef. Schnell fühlen wir uns hilf- und machtlos, wenn es darum geht, Ungerechtigkeiten am Arbeitsplatz anzusprechen, weil die Verantwortlichen reagieren und uns bestrafen könnten. (Anm.: Mehr darüber findest du in meinem Buch über das Thema Mobbing.)

Wir haben mehr Angst vor dem, was wir glauben, dass es da draußen lauern könnte, als vor dem, was tatsächlich da draußen ist. Diejenigen, die Angst vor dem Tod haben, haben in Wirklichkeit Angst vor dem Unbekannten. Die Angst versucht ständig, uns auf die eine oder andere Weise zu ergreifen. Die Menschen haben Angst vor dem Unbekannten, weil sie glauben, dass es unangenehm oder schmerzhaft sein wird. Sie entwickeln Sorgen und Ängste, weil sie keine Ahnung haben, was sie erwartet.

Wie können wir unsere Ängste überwinden?

Unsere Seele, die bei vollem Bewusstsein ist, ist ein Teil von Gott und als solche furchtlos. Sie ist Gott in einem Mikrokosmos, denn Gott ist das Allbewusstsein und die Seele ist eins mit dem Herrn. Gott ist furchtlos, und auch die Seele ist furchtlos. Nur wenn wir den Kontakt zu unserer Seele verlieren, sind wir auch anfällig für Angst. Die Seele ist unser absolutes Bewusstsein - die Seele ist die Wahrheit. Es gibt keine Angst, wenn du mit der ultimativen Wahrheit verbunden bist. Deshalb ist die Seele frei von Furcht.

Weisheit ist eine Eigenschaft der Seele, die ihr Zugang zu allem Wissen gewährt. Es gibt nichts, was die Seele nicht wissen könnte. Sie weiß, was ist und was sein wird. Wovor sollte man sich also fürchten? Heilige, Mystiker, Propheten und Erleuchtete, die mit ihrer Seele in Kontakt waren, haben diese Erfahrung gemacht.

Desensibilisierung

Um jemanden zu desensibilisieren, wird ihm eine kleine Dosis des Mittels verabreicht, auf das er allergisch ist. Der Körper gewinnt an Toleranz gegenüber dem Stoff, indem er lernt, kleine Dosen zu akzeptieren und kann dann mit der Zeit mit größeren Mengen umgehen. Wir können unsere Fähigkeit verbessern, mehr und größere Hindernisse zu bewältigen, wenn wir anfangen, uns in kleinen Situationen in Furchtlosigkeit zu üben. Wir müssen uns mit unserem ermächtigten Geist verbinden, um Furchtlosigkeit zu üben.

Wie können wir die Kraft und Furchtlosigkeit unserer Seele spüren?

Wir müssen verstehen, dass es unsere ermächtigte Seele ist, die sich unseren Problemen stellt. Wir werden alle Ängste überwinden und ein dauerhaftes Gefühl der Gelassenheit und Sicherheit erlangen, wenn wir uns mit unserem ermächtigten Geist verbinden. Unsere erleuchtete Seele, die eins mit Gott ist, ist immer für uns da. Sie ist da, um uns zu helfen, die Schwierigkeiten des Lebens zu überwinden. Alles, was wir jetzt tun müssen, ist, mit unserer Seele im Einklang zu sein.

Auch Meditation ist eine Technik, um unsere Aufmerksamkeit von der Außenwelt abzulenken und zu uns selbst zurückzukehren. Wir trennen uns von dem Chaos unserer Umgebung und verbinden uns wieder mit unserer Seele, die ein Teil Gottes ist - der Quelle aller Liebe und Freude.

Was liegt unter den gegebenen Umständen in unserer Macht?

Die Schwierigkeiten des Lebens sind unvermeidlich. Wir haben keine Macht über das Universum und wir können nicht garantieren, dass wir nicht unseren Job, unser Haus, unser Vermögen oder einen geliebten Menschen verlieren werden. Was wir tun können, ist, diese Probleme mit einem Geist der Furchtlosigkeit anzugehen, damit Angst und Verzweiflung uns nicht lähmen. Wir können Zeit in der Meditation verbringen und unsere kraftvolle Seele spüren, anstatt Nachrichten zu lesen, zu sehen oder zu hören, auch in den sozialen Medien.

Unser Leben wird mit Liebe, Freude, Furchtlosigkeit, Akzeptanz und Vertrauen erfüllt sein, wenn wir uns unserer spirituellen Essenz bewusst werden und unsere Seele spüren.

Diese sechs Vorschläge können für dich hilfreich sein:

1. Versichere dir, dass alles wieder besser wird - Bei den meisten Menschen wird die Angst nachlassen, wenn die COVID-19-Bedrohung abnimmt. Wenn diese Angst nicht verschwindet, kann sie behandelt werden.

2. Ändere deinen Nachrichtenkonsum - Die Lektüre von erschütternden Berichten über die Tragödien von COVID-19 verschlimmert die Ängste eher, als dass sie sie verringern. Versuche stattdessen, dich auf positive Fakten, Geschichten oder Aktivitäten zu konzentrieren, um deine Aufmerksamkeit von deinen Ängsten abzulenken.

3. Betrachte das Risiko logisch - Das Coronavirus hat in vielen Familien zu Tragödien geführt, und wir wissen, dass das Risiko und die Folgen einer Ansteckung mit dem Virus von

Mensch zu Mensch unterschiedlich sind. Bedenke, dass über 90 Prozent der Personen, die sich mit dem Coronavirus infiziert haben, wieder gesund geworden sind.

4. Reduziere den Fokus auf deinen Körper - Wenn wir unserem Körper zu viel Aufmerksamkeit schenken, kann das dazu führen, dass wir Dinge bemerken, die wir normalerweise nicht bemerken würden, was zu erhöhter Angst führt. Wenn du dich auf andere Dinge konzentrierst, z. B. auf angenehme, lustige Hobbys, kann dir das helfen, dich von deinem Körper abzulenken.

5. Geh langsam und in deinem eigenen Tempo vor - Es ist in Ordnung, wenn du dich langsam wieder an Aktivitäten herantastest, die du früher gemocht hast. Mach einen Schritt nach dem anderen, damit du dich sicher fühlst und dein Selbstvertrauen allmählich wächst.

6. Setze deine Angsttherapie in die Tat um - Es hilft, wenn du dich auf das konzentrierst, was du kontrollieren kannst. Wenn du aktiv etwas für deine psychische Gesundheit tust, z. B. richtig schläfst, Sport treibst, dich mit unterhaltsamen oder beruhigenden Aktivitäten beschäftigst und soziale Kontakte pflegst, kann das einen großen Unterschied machen.

ÖKOANGST

Wir haben schon lange damit aufgehört, die Beweise für den Klimawandel als nur eine weitere Phase im natürlichen Zyklus der globalen Erwärmung und Abkühlung abzutun. Der Mensch hat das Klima der Erde verändert, und die Folgen werden immer deutlicher.

Die meisten Menschen wissen, dass der Klimawandel die körperliche Gesundheit durch die Ausbreitung von Krankheiten und Nahrungsmittelknappheit beeinträchtigen kann. Eine schwerwiegende Auswirkung auf die psychische Gesundheit ist laut Psychiatern die Ökoangst. Die Angst vor der Zukunft der Erde und des Lebens, das sie beherbergt, wird gemeinhin als Ökoangst bezeichnet.

Was ist normal?
Wenn dein Körper eine Bedrohung wahrnimmt, reagiert er mit dem Überlebensmechanismus Kampf oder Flucht. Häufig halten wir diese wahrgenommenen Bedrohungen für irrationale Ängste.

Der Klimawandel ist jedoch eine ernste Angelegenheit, egal wie weit entfernt das Endergebnis zu sein scheint. Vor diesem Hintergrund könnte man die Ökoangst als einen seltenen Fall von Angst betrachten, der so funktioniert, wie er sollte. Er dient als Überlebensmotiv und löst eine ausgeprägte emotionale

Reaktion aus, die die Menschheit dazu antreibt, nach Lösungen für den Klimawandel zu suchen.

Wenn du dir Sorgen über unumkehrbare Veränderungen der Temperatur, des Wetters und der Ökosysteme von Mensch und Tier machst, bist du nicht allein. Vielleicht bist du, wie viele andere auch, emotional traumatisiert von den Schäden, die bereits an bestimmten natürlichen Ökosystemen und Arten entstanden sind.

Eine Erscheinungsform der Ökoangst ist ein wachsendes Gefühl der Hilflosigkeit gegenüber den Veränderungen auf unserem Planeten. Zu den Symptomen gehören:

- Fatalistisches Denken
- Existenzielle Furcht
- Schuldgefühle oder Scham über den eigenen ökologischen Fußabdruck
- Posttraumatischer Stress nach dem Erleben der Auswirkungen des Klimawandels
- Gefühle von Depression, Angst oder Panik
- Trauer über den Verlust der natürlichen Umwelt oder der Wildtierpopulationen
- Zwanghaftes Verhalten

Diese Gefühle können zu sekundären Problemen beitragen, wie z. B:

- Schlafprobleme
- Veränderungen des Appetits
- Konzentrationsschwierigkeiten

Derartiger Stress kann Freundschaften, sexuelle Beziehungen und familiäre Interaktionen stark belasten, vor allem, wenn du nicht die gleichen Ansichten zum Klimawandel wie dein Gegenüber hast.

Die Sorgen über den Klimawandel können so übermächtig werden, dass du nach Ablenkungen suchst, um deine Ängste zu lindern. Ablenkung ist jedoch nicht hilfreich, wenn sie dich daran hindert, deine Emotionen zu verarbeiten, oder weniger gesunde Bewältigungsmechanismen wie Drogen- oder Alkoholmissbrauch beinhaltet.

Wo liegt der Ursprung?

Der Klimawandel ist ein weltweites Problem, aber er betrifft auch jeden Einzelnen. Auch wenn du nicht viel Zeit damit verbringst, über deine Beziehung zur Erde nachzudenken, ist sie für jeden existent.

Du hast wahrscheinlich schon von Mutter Erde gehört, und da ist etwas Wahres dran. Die Erde ist das primäre Zuhause und die erste Quelle aller Ressourcen.

Selbst wenn du dich von dieser Welt abgekoppelt fühlst, würdest du ohne die Erde nicht existieren. Es ist ganz normal, dass du traurig bist, wenn du siehst, wie sich die Welt so schnell verändert.

Es ist eine Sache, von den langfristigen Folgen des Klimawandels zu hören, aber eine ganz andere, sie selbst zu erleben. Vielleicht haben dich Wirbelstürme oder Waldbrände gezwungen, aus deinem Haus zu fliehen oder es komplett zerstört. Vielleicht hast du bei ähnlichen Katastrophen geliebte Menschen verloren - Leben, die im Gegensatz zu Häusern unersetzlich sind. Allmähliche Auswirkungen, wie übermäßige Hitze und zunehmende Regenfälle, mögen zunächst unbemerkt bleiben, aber unterschätze ihre Bedeutung nicht. Dennoch können sie sich auf folgende Weise auf dich auswirken:

- Hohe Temperaturen können eine Reihe von Problemen verursachen, wie z. B. erhöhten Stress

- Menschen, die Psychopharmaka einnehmen, die die Regulierung der Körpertemperatur beeinflussen, können davon stark betroffen sein. Sonnenlicht fördert die Bildung von Serotonin, einem Hormon, das mit der Verringerung von Angst und Verzweiflung sowie der Verbesserung der allgemeinen Gesundheit zusammenhängt. Wenn du nicht genug Sonnenlicht abbekommst, ist die Wahrscheinlichkeit größer, dass du stimmungsbedingte Symptome wie saisonale Depressionen bekommst.

Deinen Fokus auf die Berichterstattung anpassen

Einerseits ist eine verstärkte Berichterstattung über den Klimawandel in den Medien ein Zeichen des Fortschritts, da ein größeres Bewusstsein dazu führen kann, dass mehr Menschen Maßnahmen ergreifen, doch Untergangsstimmung und die Tatsache, dass man sich dem Thema kaum noch entziehen kann, bergen auch Nachteile. Die ständige Flut von Nachrichten über schwindende Regenwälder, die Zerstörung von Korallenriffen und das Aussterben von Arten kann deine Verzweiflung noch verstärken.

Unter bestimmten Umständen kann eine tiefe Verzweiflung es unmöglich machen, überhaupt glücklich zu leben.

Es ist leicht, dich für deine Lebensstilentscheidungen, die zum Klimawandel beitragen, zu verurteilen. Die übermäßige

Verwendung von Plastik und Styropor, der Dauerbetrieb deiner Klimaanlage und eine fleischlastige Ernährung sind alles Beispiele für einen wenig nachhaltigen Lebensstil.

Gefühle des Bedauerns und der Scham für deine Handlungen können mit Gefühlen der Machtlosigkeit einhergehen, die durch die Tatsache genährt werden, dass du nur wenig Zeit hast, um etwas zu verändern. Auch wenn du Maßnahmen ergreifen kannst, um deinen CO2-Fußabdruck zu verringern, kann niemand allein etwas gegen den Klimawandel unternehmen. Er ist ein großes Problem, das ein weltweites Engagement für radikale Veränderungen erfordert.

Daher können deine individuellen Bemühungen wie ein Tropfen in einem großen Eimer erscheinen. Die Angst vor der Katastrophe kann durch das Gefühl der Machtlosigkeit noch verstärkt werden.

Wer ist am verletzlichsten?

Da jeder auf die Gesundheit unseres Planeten angewiesen ist, kann Ökoangst jeden treffen. Bestimmte Gruppen sind jedoch anfälliger für den Klimawandel und haben daher auch ein größeres Risiko, unter dem Klimawandel zu leiden.

Die folgenden Gruppen sind besonders gefährdet:

- Indigene Völker
- Menschen, die auf Inseln, in Küsten- oder Wüstengebieten oder in anderen geologisch gefährlichen Gegenden leben
- Gesellschaften, die sozioökonomisch benachteiligt sind
- Ältere Erwachsene und Kinder
- Menschen mit Behinderungen oder langfristigen Gesundheitsproblemen

Eine Reihe komplexer Faktoren spielt eine Rolle bei der Erhöhung des Risikos:
Familien mit einem geringeren Jahreseinkommen haben es möglicherweise schwerer, die Auswirkungen einer Naturkatastrophe zu bewältigen, was Traurigkeit und Verzweiflung wahrscheinlich noch verschlimmert.

Die Ureinwohner Alaskas, die Stämme der Inuit und andere indigene Völker, deren Leben vom Meereis und anderen klimatischen Veränderungen abhängt, laufen Gefahr, nicht nur ihre Lebensweise, sondern auch ihre kulturelle und persönliche Identität zu verlieren.

Fischerei-, Jagd- und Landwirtschaftsgemeinschaften sind in Gefahr, ihr Land, ihr Einkommen und ihre Lebensweise zu verlieren. Lange Dürreperioden stehen im Zusammenhang mit einer höheren Selbstmordrate unter Landwirten.

Viele Touristenorte sind aufgrund ihrer einst wunderschönen natürlichen Umgebung stark beeinträchtigt. Die Veränderung und Zerstörung dieser Orte ist vorprogrammiert, wenn keine Gegenmaßnahmen ergriffen werden. Wenn solche Orte schließlich zerstört werden, kann der Rückgang der Touristenzahlen die lokale Wirtschaft schädigen.

Außerdem haben viele der am stärksten gefährdeten Gruppen größere Hürden bei der medizinischen und psychologischen Versorgung. Weil sie keinen Zugang dazu haben, können sie nicht die Hilfe bekommen, die sie brauchen, um mit klimabedingtem Stress umzugehen.

Wie gehst du damit um?
Auch wenn der Klimawandel ein unüberwindbares Problem zu sein scheint, kannst du dennoch Schritte unternehmen, um deine psychische Gesundheit zu schützen.

Überprüfe dein eigenes Verhalten

Ein „grünerer“ (nachhaltigerer) Lebensstil kann dir oft helfen, dein Selbstwertgefühl zu steigern, indem du mehr im Einklang mit deinen persönlichen Idealen lebst. Außerdem kannst du durch klimafreundliches Verhalten andere dazu inspirieren, es dir gleichzutun. Das kann auf verschiedene Weise geschehen:

- Wenn du deinen CO2-Fußabdruck berechnest, kannst du sehen, wo du etwas ändern kannst, um deine Auswirkungen zu verringern.
- Wenn du deinen Arbeitsweg mit dem Fahrrad oder zu Fuß zurücklegst, kannst du sowohl deine körperliche als auch deine seelische Gesundheit verbessern und gleichzeitig den Kohlendioxidausstoß verringern.
- Du kannst dich an breiteren politischen Initiativen zur Bekämpfung des Klimawandels beteiligen, indem du dich an kommunale Organisationen wendest, die sich für den Schutz der Umwelt einsetzen.

Leugne das Problem nicht

Der Klimawandel ist eine beängstigende Angelegenheit. Es ist verständlich, dass du versuchst, Ökoangst zu vermeiden, indem du deine Konsequenzen komplett ausblendest. Den Kopf in den Sand zu stecken, macht es jedoch noch schwieriger, zu handeln. Außerdem fühlst du dich dann nicht besser, denn negative Gefühle zu verbergen, macht sie meist noch schlimmer.

All das zu beherzigen leichter gesagt als getan, aber diese Tipps können dir dabei helfen, auf dem richtigen Weg zu bleiben:

- Erlaube dir, deine Gefühle voll und ganz anzuerkennen, anstatt die Wahrheit des Klimawandels abzulehnen oder sie beiseite zu schieben.

- Wenn du dich schuldig fühlst, weil du in der Vergangenheit nicht umweltfreundlich gehandelt hast, vergib dir selbst und nimm dir vor, in Zukunft bessere Entscheidungen zu treffen.

- Mitgefühl für dich und andere ist wichtig. Du bist nur eine Person, und eine einzelne Person kann nur einen bedingten Beitrag leisten.

- Verbringe Zeit damit, die Strände, Wanderwege und Bergseen zu schützen, die dir am Herzen liegen. Die Natur, so bedroht sie auch sein mag, bietet unzählige Möglichkeiten, die dir helfen können, dich zu entspannen.

Schließe Freundschaften mit deinen Nachbarn

Die Teilnahme an gemeinschaftlichen Parkarbeiten, Müllsammelaktionen oder Projekten zur Abfallreduzierung kann ebenfalls dazu beitragen, Gefühle der Ökoangst zu lindern. Die Zusammenarbeit mit Menschen, denen die Umwelt am Herzen liegt, kann dir helfen, dich verbundener zu fühlen und das Gefühl des Alleinseins zu lindern. Emotionale und soziale Unterstützung kann dir helfen, deinen Optimismus und deine Hoffnung zu steigern, indem sie deine Widerstandsfähigkeit stärkt. Bemühungen um den Schutz kommunaler Grünflächen wie Parks, Naturschutzgebiete und Wälder haben bessere Chancen auf Erfolg, wenn sich die Gemeinschaft zusammenschließt.

Die Bewältigungsstrategien der Kinder

Auch Kinder sind von Umweltängsten betroffen, auch wenn es jüngeren Kindern schwerfällt, diese komplexen Gefühle zu verstehen und zu verarbeiten. Während Erwachsene die Welt am Rande des Zusammenbruchs sehen, sind ältere Kinder besorgt, wenn nicht sogar verärgert über die düstere Aussicht auf ihre Zukunft. Diese Taktiken können euch dabei helfen, als Gruppe zurechtzukommen:

Kommunikation

Vielleicht befürchtest du, dass sich deine Kinder schlechter fühlen, wenn du über den Klimawandel sprichst, aber das Reden über Ängste kann oft dazu beitragen, dass sie weniger stark wirken. Wenn du einen sicheren Raum für Kinder schaffst, in dem sie über etwas sprechen können, das ihr Leben verändern könnte, ermutigst du sie, ihre Ängste auszudrücken und sich mit ihnen auseinanderzusetzen.

Bestätige ihren Schmerz und lass sie wissen, dass du ihn auch erlebst. Achte auf ihre Fragen und gib altersgerechte, faktenbasierte Antworten. Wenn sie dir eine Frage stellen, auf die du die Antwort nicht kennst, recherchiere, anstatt zweideutige Antworten zu geben.

Ein offener, ehrlicher Dialog führt zu einer bewussteren und besser informierten Generation. Kinder können durch die Diskussion über den Klimawandel gestärkt werden, weil sie dadurch das Gefühl bekommen, dass sie selbst etwas unternehmen können.

Werdet als Familie aktiv

Eine Familienaktion kann für deine Kinder etwas bewirken, genauso wie das Bekenntnis zu umweltfreundlichen Praktiken dir helfen kann, Ökoangst zu lindern. Nehmt euch etwas Zeit, um zu überlegen, wie ihr in eurem Haushalt Energie und Ressourcen sparen könnt. Du könntest zum Beispiel:

- Mit dem Fahrrad oder zu Fuß zur Schule und zur Arbeit fahren.
- Das Thermostat ein paar Grad niedriger einstellen und dich im Haus wärmer anziehen.
- Sei kreativ im Umgang mit Resten, um Lebensmittelabfälle zu reduzieren.
- In Secondhand-Läden einkaufen, anstatt neue Sachen zu kaufen.
- Einen Garten in deinem Hinterhof anlegen.
- Ermutige alle, sich daran zu beteiligen, und mache es zu einer kontinuierlichen Aufgabe, sobald du eine Familienstrategie entwickelt hast.
- Genießt die Natur in der Gruppe.

Wenn du Kindern schon in jungen Jahren die Möglichkeit gibst, die Natur zu erleben, werden sie mit ihr vertrauter.

Kinder, die sich an Aktivitäten im Wald, dem Beobachten von Sternen oder dem Erforschen der Vielfalt des Lebens in Teichen beteiligen, entwickeln mit größerer Wahrscheinlichkeit den Wunsch, natürliche Ökosysteme zu schützen und wiederherzustellen. Außerdem entdecken sie, wie die Natur ihr Wohlbefinden und ihre emotionale Gesundheit fördern kann.

Was kann eine Therapie für dich tun?

Obwohl die Ökoangst (noch) keine anerkannte psychische Störung ist, glauben Therapeuten und andere Fachleute für psychische Gesundheit, dass sie bei vielen Menschen erhebliche emotionale Auswirkungen hat.

Doch sogar dein lobenswerter Kampf gegen den Klimawandel kann dein eventuelles Angstproblem noch verschlimmern, denn wenn du es übertreibst, bleibt deine bewusste Selbstfürsorge möglicherweise auf der Strecke.

Eine Therapie kann dir helfen, wenn du Probleme hast, mit den Symptomen der Ökoangst umzugehen, oder wenn du dich durch deinen Aktivismus oder die Nachrichten erschöpft fühlst.

Therapeuten können eine sichere Umgebung bieten, um:

- Bewältigungsstrategien zu entwickeln, um mit emotionalem Schmerz umzugehen.
- Dich behandeln zu lassen, wenn du depressiv oder ängstlich bist, und eine auf dich zugeschnittene Selbstfürsorgestrategie zu entwickeln.

Die Ökotherapie ist ein neuer Ansatz zur Behandlung psychischer Erkrankungen, der sich die Heilkräfte der Natur zunutze macht und die Notwendigkeit betont, nicht nur die Umwelt, sondern auch deine eigene Beziehung zur Welt um dich herum zu pflegen.

4 effektive Mittel, um deine Ökoangst zu lindern

„Der Planet stirbt". „Die globale Erwärmung wird die Bevölkerung dezimieren." „Bis 2025 wird sich die Atmosphäre komplett verändern." Solche Schlagzeilen hören wir heutzutage täglich, denn der Klimawandel ist ein wichtiges Thema. Diese Diskussion, oder sollten wir besser sagen Panik, über den Klimawandel hat in den Köpfen der Menschen eine Ökoangst ausgelöst, die zu einem massiven Unbehagen führt.

Laut einer Umfrage sind zwei Drittel der hiesigen Bevölkerung über den Klimawandel besorgt. Verschiedene

Nachrichten und Vorhersagen über den Klimawandel haben Panikattacken ausgelöst, was zu einer Angstepidemie geführt hat.

Falls du daunter leidest und jeden Abend mit der Angst ins Bett gehst, dass du morgens nicht mehr aufwachen könntest oder dass sich das Klima stark verändern wird, solltest du die folgenden Aktivitäten durchführen:

Sammle Informationen

Um dem Problem der Umweltveränderungen auf den Grund zu gehen, musst du wichtige Daten und Informationen sammeln. Die meisten Menschen hören nur panische und pessimistische Nachrichten und schalten andere Informationsquellen aus. Die Menschen lesen nur die Schlagzeilen interessanter Themen - daher sind Übertreibungen in den Medien weit verbreitet.

Experten raten dazu, sich alle notwendigen Fakten zu besorgen, z. B. wie sich das Klima verändert und wie du mit deinen winzigen Bemühungen einen großen Unterschied in der sich verändernden Umwelt machen kannst. Anstatt dir Sorgen zu machen, kannst du Maßnahmen zum Schutz der Umwelt ergreifen, wenn du verstanden hast, wie du die Veränderung der Umwelt beeinflussen kannst.

Entdecke, wie du einen Unterschied machen kannst

Zwar werden die Regierung und die Behörden wichtige Reformen zum Schutz der Umwelt durchführen, aber es gibt immer noch wenige Werkzeuge in den Händen der Durchschnittsperson, um die Umwelt zu schützen. Du kannst den Kohlendioxidausstoß verringern, indem du zum Beispiel weniger rotes Fleisch isst. Außerdem kannst du dein

Bewusstsein schärfen, indem du dich Umweltschutzgruppen anschließt und an Streiks oder Protesten teilnimmst.

Umweltschutz ist ein globales Thema und wir alle sollten unseren Teil dazu beitragen. Im Rahmen deiner Möglichkeiten solltest du Maßnahmen zur Bekämpfung des Klimawandels ergreifen.

Negative Gedanken sollten neu ausgerichtet werden

Studien haben gezeigt, dass das Reframing negativer Glaubenssätze bei Stress, Angst und Depressionen hilft. Wenn du Zukunftspläne wegen schlechter Gedanken über den Klimawandel oder Umweltschäden aufschiebst, ist es an der Zeit, dein negatives Denken neu auszurichten. Du solltest dich bemühen, einen negativen Gedanken durch einen positiven zu ersetzen. Wenn dich zum Beispiel der Gedanke an den Klimawandel beunruhigt, kannst du ihn durch einen angenehmen Gedanken darüber ersetzen, wie schön dein Leben ist.

Berücksichtige andere wichtige Aspekte

Dies ist eine einzigartige Methode, um Stress zu behandeln, bei der der Stress selbst dazu genutzt wird, Stress zu heilen. Sobald du dir Sorgen um die Umwelt machst, kannst du an andere drohende Belastungen in deinem Leben denken, z. B. an Geld, deine Arbeit, dein Privatleben und anderes. Während du also über andere wichtige Stressfaktoren in deinem Leben nachdenkst, wird das Thema Umweltveränderung ganz natürlich in den Hintergrund treten. Es ist nicht die empfehlenswerteste Methode, aber wenn keine der anderen Methoden funktioniert, kannst du sie als letzten Ausweg versuchen.

Wenn du dir also Sorgen um die Umwelt, das Klima oder die Welt machen solltest, bist du nicht allein - viele andere

Menschen erleben dasselbe. Um deine Situation zu lösen, musst du optimistisch sein und konkrete Schritte zur Bekämpfung des Klimawandels unternehmen.

Der emotionale Schmerz, der mit dem Klimawandel zusammenhängt, mag weniger bedeutsam erscheinen als der tatsächliche, ernsthafte Schaden, den viele Menschen auf der ganzen Welt jetzt erleben. Anstatt diese Gefühle auszublenden, ist es jedoch wichtig, ihnen Aufmerksamkeit zu schenken. Denn der Schlüssel zur Veränderung liegt im Bewusstsein. Wir haben nur einen Planeten zur Verfügung. Wir werden ihn nicht verlassen können, weil wir keinen Ausweg haben, also müssen wir stattdessen um ihn kämpfen.

FAZIT

Es braucht Zeit, mentale Stärke zu entwickeln, denn diese ist das Ergebnis der täglichen Einübung positiver Gewohnheiten. Willensstarke Menschen setzen sich Grenzen, respektieren sich selbst und erwarten nicht, dass andere die Kontrolle über ihr Leben übernehmen. Andere bewundern deine Furchtlosigkeit, weil du das Selbstvertrauen hast, enorme Risiken einzugehen. Die meisten Menschen wünschen sich, sie hätten den Mut, die Entscheidungen zu treffen, die sie ihren Zielen näher bringen, aber sie sind zu sehr mit den Nebensächlichkeiten beschäftigt. Wenn du furchtlos wirst, wirst du schon bald bereit sein, Risiken einzugehen. Arbeite hart, um deine Ziele zu erreichen und setze dich mit den Konsequenzen auseinander, sowohl mit den positiven als auch mit den negativen. Es braucht eine Menge Engagement, um furchtlos zu werden, aber wenn es einfach wäre, wäre dies keine so bemerkenswerte Eigenschaft!

Falls dir dieses Buch gefallen hat und du mehr über andere Themen erfahren willst, die mein Leben verändert haben, schaue dir doch bitte meine neuen Bücher auf Amazon oder auf meiner Website an: www.my-mindguide.com.

Bleiben wir besser auch in den sozialen Medien in Verbindung! Bitte hinterlasse eine Nachricht auf Facebook oder Instagram sei gespannt auf Updates! Gerne kannst du mir deine Gedanken auch direkt mitteilen: gassner@my-mindguide.com. Im Gegenzug bekommst du eine wunderschöne Infografik, die du ausschneiden und einrahmen kannst.

Bitte hinterlasse eine Rezension auf Amazon, da dies dazu beitragen wird, ein noch breiteres Publikum zu erreichen. Vielen Dank für deine Zeit, deine Geduld und deinen unersättlichen Wissenshunger!

Ich möchte mich bei meinen Kollegen, Kunden, Freunden und Familienmitgliedern bedanken, die alle zu dem beigetragen haben, was ich jetzt bin.

Ich möchte auch Gabriel Palacios danken, einem Schweizer Bestsellerautor, dem König der Hypnotherapie. Er brachte einem alten Fuchs neue Tricks bei und ließ mich tief in das Mysterium der Hypnotherapie eintauchen. Ich habe auf dieser Reise so viel gelernt, dass ich nun selbst zertifizierter Master-Hypnose-Coach und Konversationscoach bin!

Außerdem möchte ich mich bei den fantastischen Gelehrten von SAMYANA/Bali bedanken, die mich zum zertifizierten Yoga- und Meditationslehrer ausgebildet haben.

Nicht zuletzt gilt mein besonderer Dank meinem Lehrmeister Eckhard Wunderle, der mir wie ein Heiliger am Herzen liegt. Er führte mich in die Welt der Meditation ein und ließ mich all die Wunder entdecken, welche diese zu bieten hat. Ich könnte nicht stolzer sein, meine Zertifizierung als Meditationslehrer direkt von ihm am Institut für Spirituelle Psychologie erhalten zu haben.

Frieden, Liebe und Glück euch allen – bis zum nächsten Mal!

Werde
FURCHTLOS!
Wie wir Angst effektiv beherrschen lernen

“Werde Furchtlos !” kann dir den Weg zu einem angstfreien Leben weisen. Ganz gleich, ob es sich um gewöhnliche Phobien oder schwere Angststörungen handelt - mit den einfachen Schritten in diesem Buch kannst du im Handumdrehen mit deiner Angst umgehen und dir das Leben verschaffen, das du verdienst.

“Werde furchtlos! Wie wir Angst effektiv beherrschen lernen” bietet die perfekte Mischung aus persönlicher Erfahrung und modernster Forschung und ist ein unschätzbares Werkzeug für alle, die sich gegen die negativen und angsteinflößenden Stimmen wehren wollen, die ständig flüstern: „Du kannst das nicht.“ Lerne, dein volles Potenzial auszuschöpfen und dich selbst auf Erfolgskurs zu bringen!

“Werde furchtlos! Wie wir Angst effektiv beherrschen lernen” kann dich dazu veranlassen, die Hindernisse des Lebens zu bewältigen, an Stärke zu gewinnen und ein besserer Mensch zu werden. Furchtlose Menschen bleiben auch in den schwierigsten Zeiten optimistisch, und die Kraft der Positivität ist der Schlüssel zum Wohlstand. Zu träumen bedeutet, Risiken einzugehen, aber das Risiko kann der Belohnung im Wege stehen. Sichere also deine Zukunft, indem du dein Selbstvertrauen noch heute in ungeahnte Höhen schraubst!

Der Autor Kurt Friedrich Gassner hat sich jahrzehntelang intensiv mit den Themen beschäftigt, die ihm am meisten bedeuten. Jetzt kannst du von dieser Fülle an zeitlosem Wissen profitieren. Verabschiede dich von der Angst und sei bereit, dein neues Ich kennenzulernen!

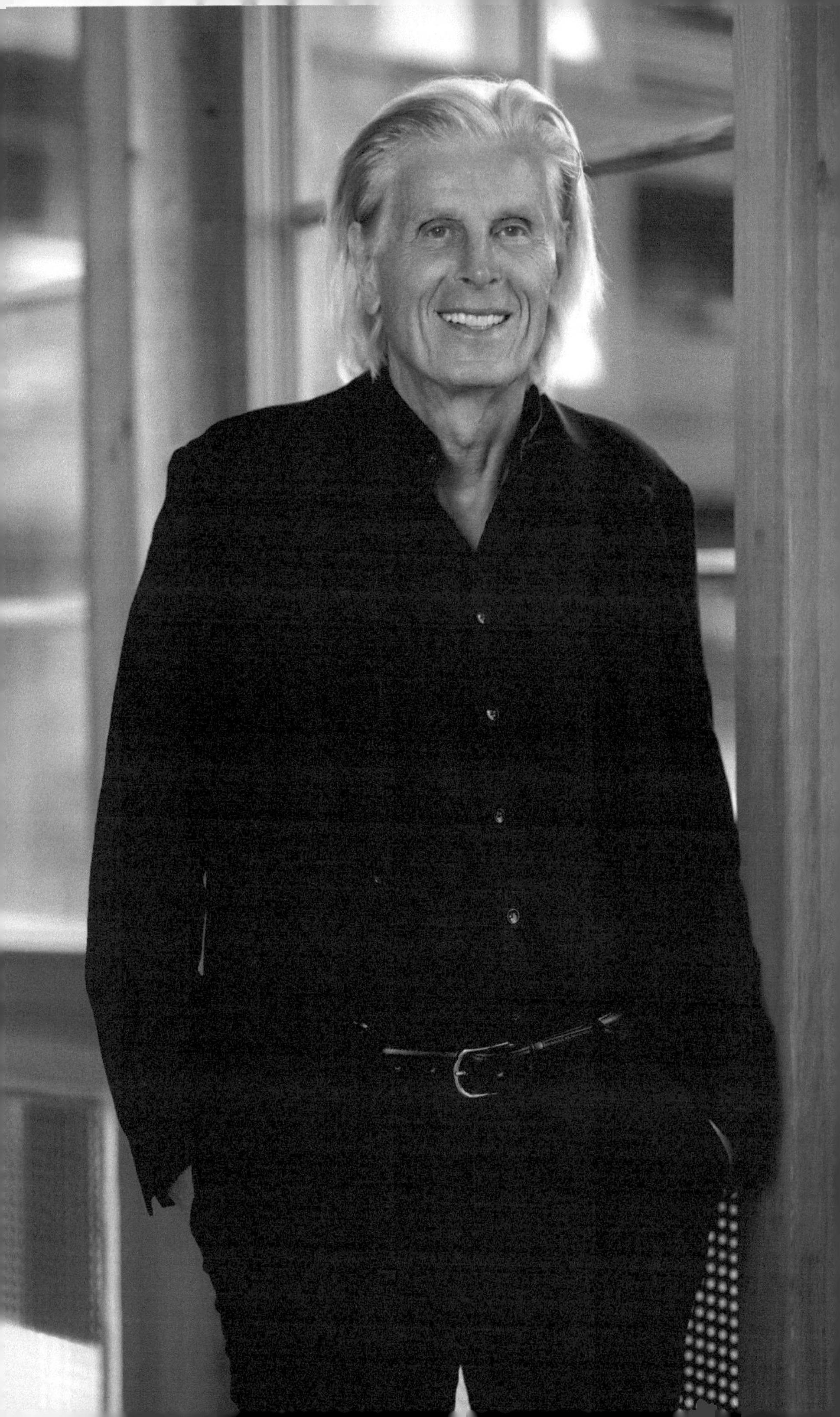

Authors portrait

Kurt Friedrich Gassner hat im Laufe seines Lebens viele Rollen gespielt. Unter anderem war er Serienunternehmer, Kreativdirektor, Meditationslehrer, lizenzierter Hypnosetherapeut und seit kurzem auch Autor für Selbstverbesserung. Durch die Nutzung seines Erfahrungsschatzes und seiner fundierten Kenntnisse der Psychologie gibt er seinen Lesern die Werkzeuge an die Hand, die sie benötigen, um ihr unendliches Potenzial zu entfalten.

Als produktiver Selbsthilfe-Autor hat Kurt die folgenden Bücher verfasst: *Die Kunst des Vergebens, Lügen oder Sterben, Soul-Match, Kann man einen vergifteten Verstand erben? und Die Macht der Armut.* Er ist auch Autor eines Kinderbuch-Bestsellers im deutschsprachigen Raum und hat über 20 Bücher in Arbeit.

Wenn es um dauerhaften Erfolg geht, weiß Kurt, dass finanzieller Wohlstand nicht der einzige Aspekt ist, nach dem man streben sollte. Er mag ein Selfmade-Millionär sein, aber was sein Leben wirklich verändert hat, ist die Beherrschung seines Unterbewusstseins. Beharrlichkeit, persönliche Stärke, Selbsterkenntnis und das Lernen aus vergangenen Fehlern waren die wichtigsten Zutaten, um seine Träume zu verwirklichen. Er bemüht sich, diese Weisheit durch sein Schreiben an andere weiterzugeben.

In seiner Freizeit reist Kurt Friedrich Gassner entweder um den Globus, geht golfen, radelt in den Alpen, wandert oder verbringt Zeit mit seinen Lieben. Seit 37 Jahren ist er glücklich verheiratet und Vater von zwei erfolgreichen Kindern. Zurzeit wohnt er in München, Deutschland, und Kirchberg, Österreich.

WEITERE BÜCHER DES AUTORS

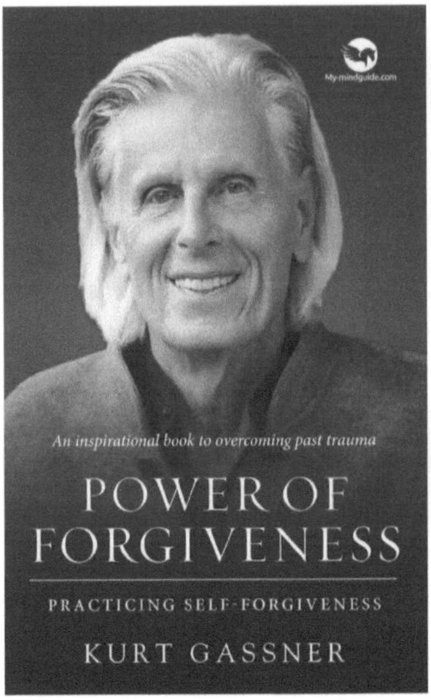

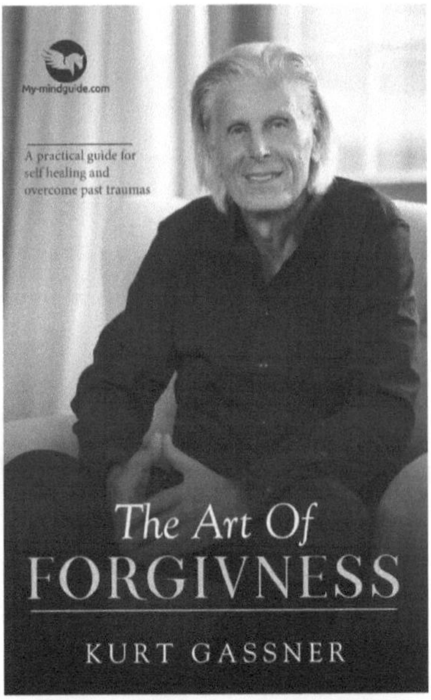

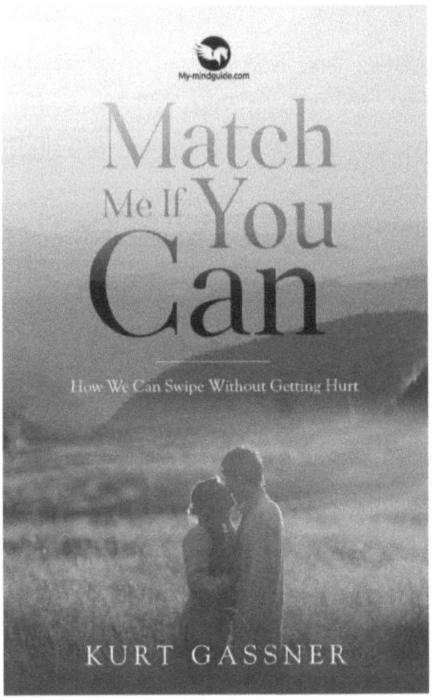

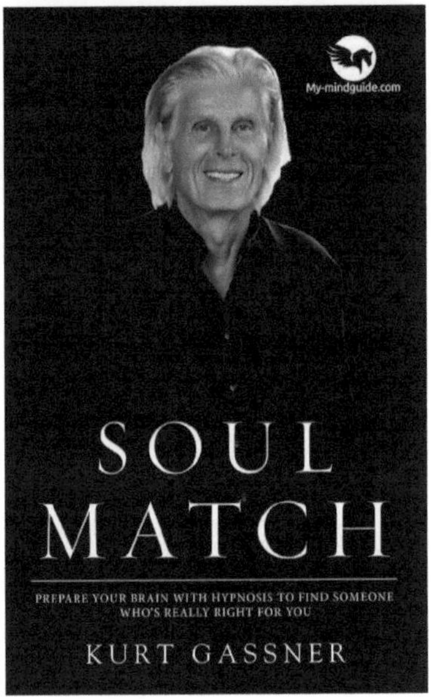

WEITERE BÜCHER DES AUTORS

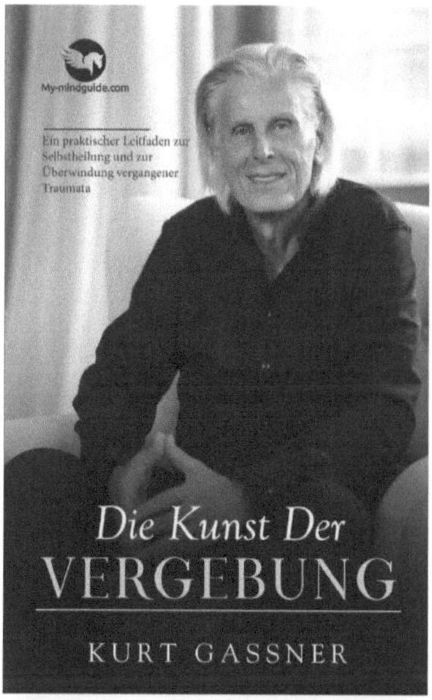

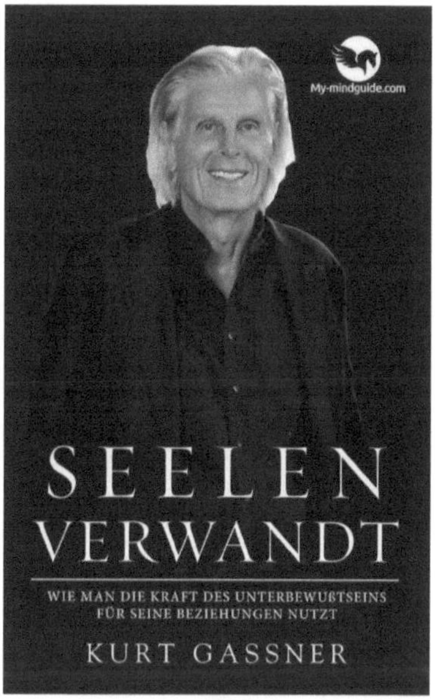

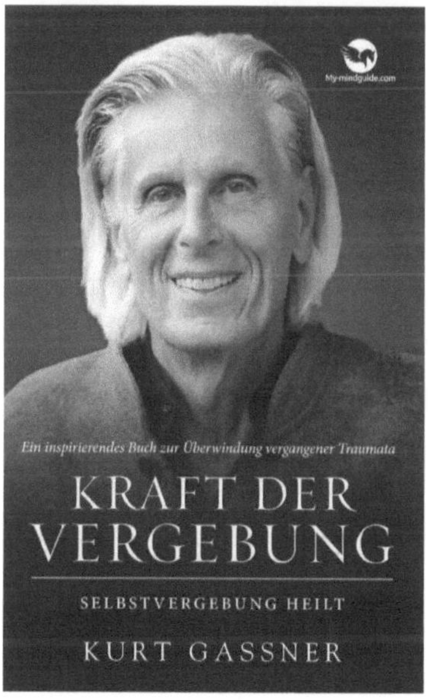

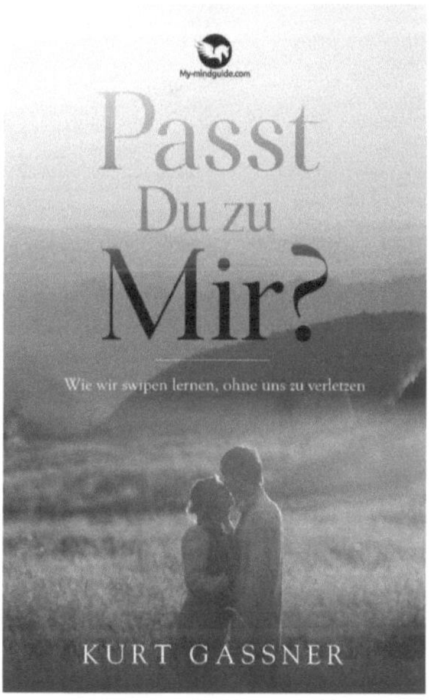

WEITERE BÜCHER DES AUTORS

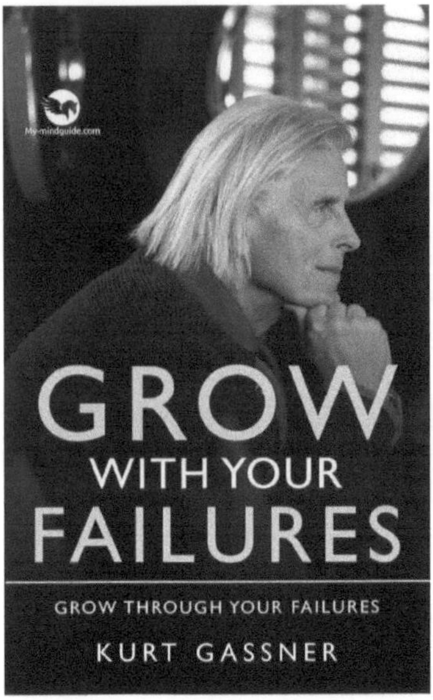

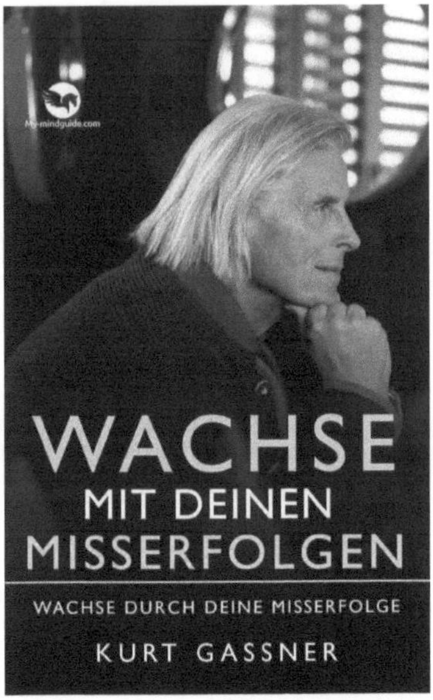

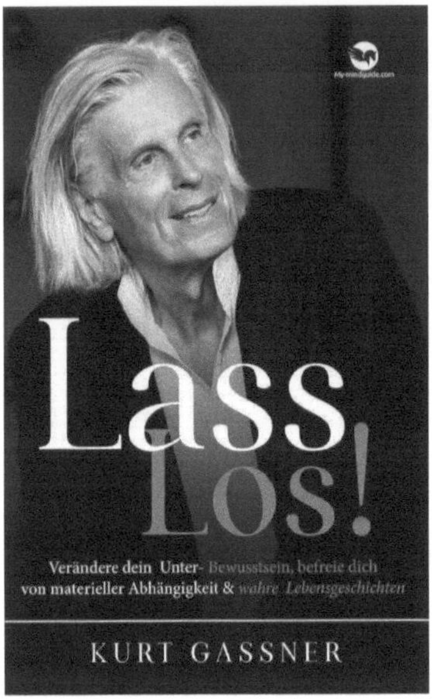

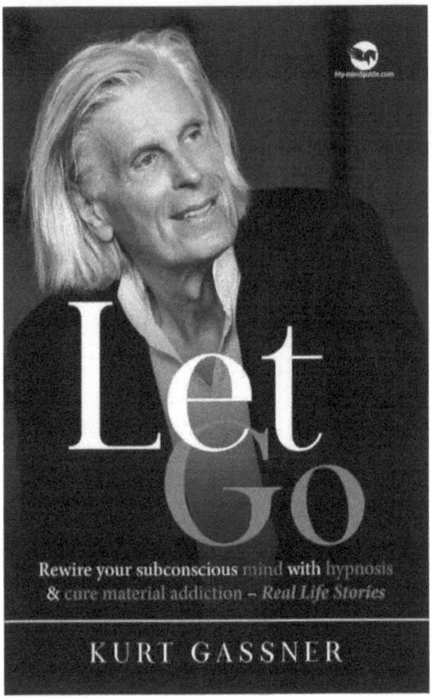

WEITERE BÜCHER DES AUTORS

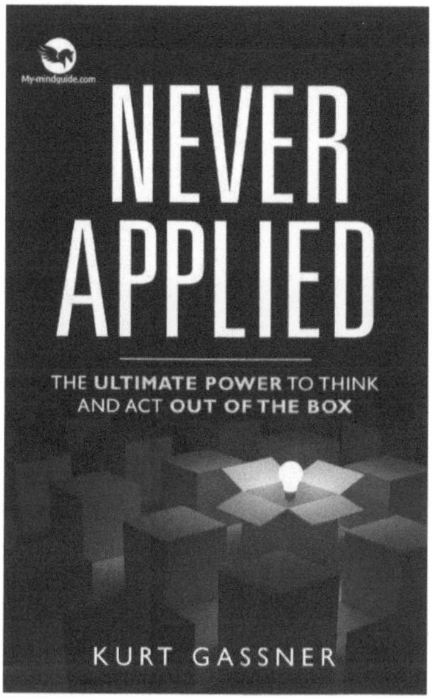

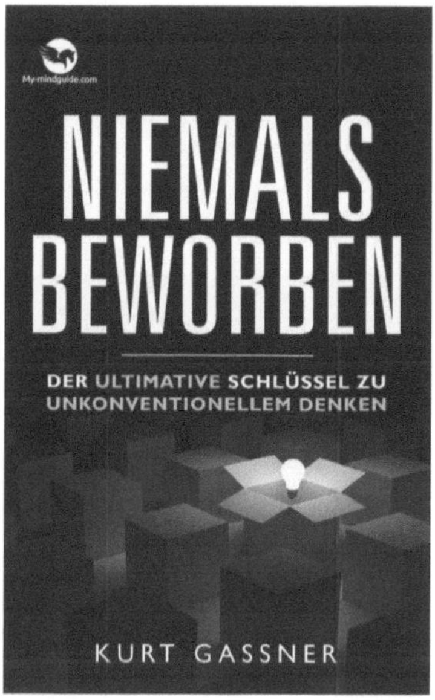

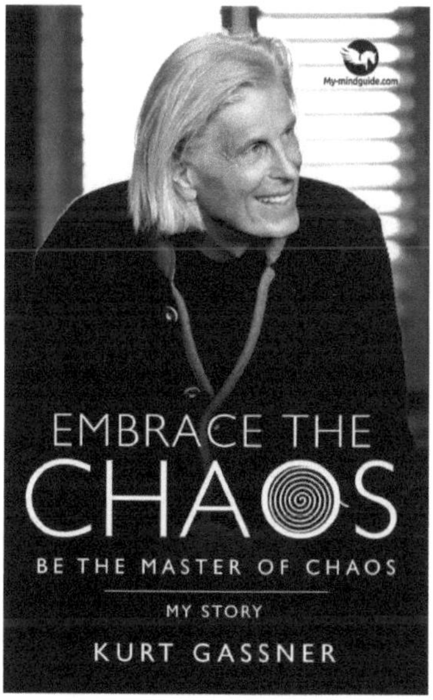

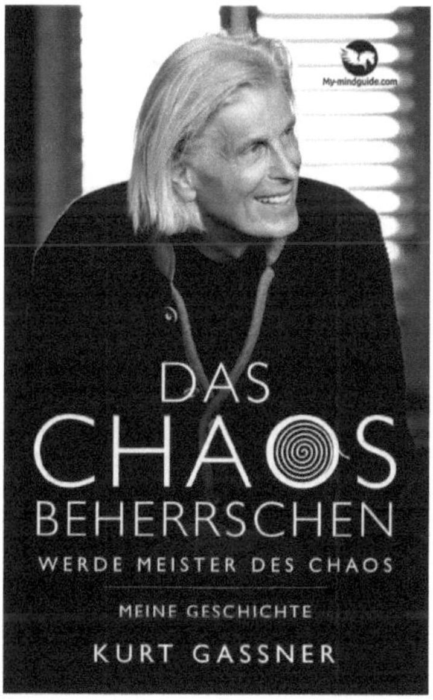

WEITERE BÜCHER DES AUTORS

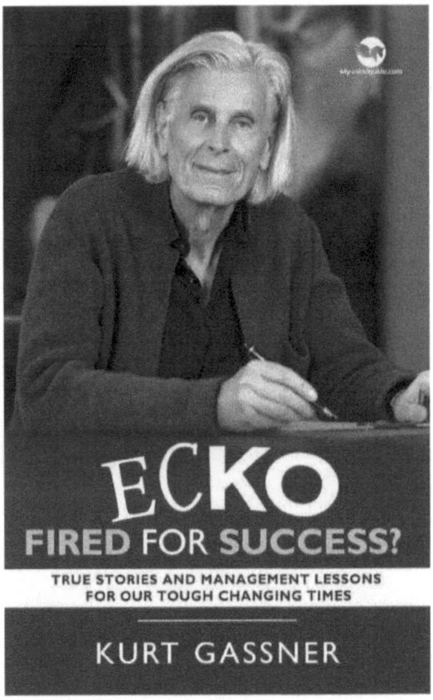

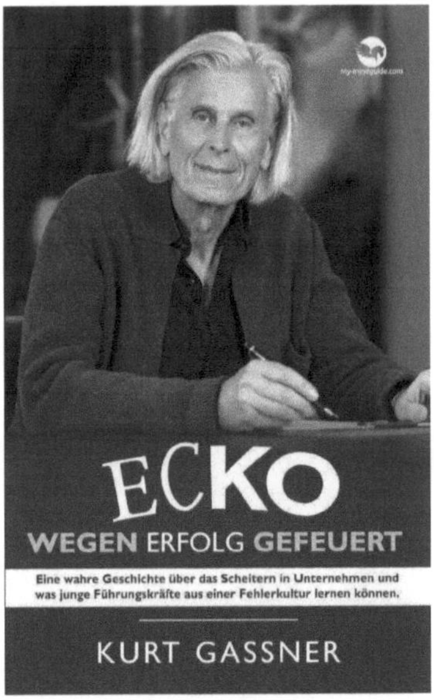

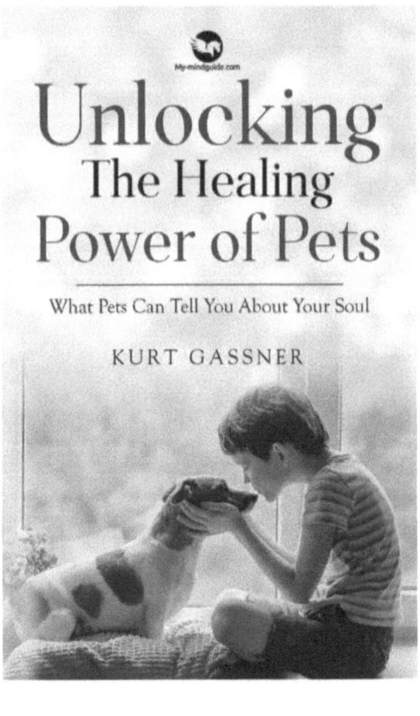

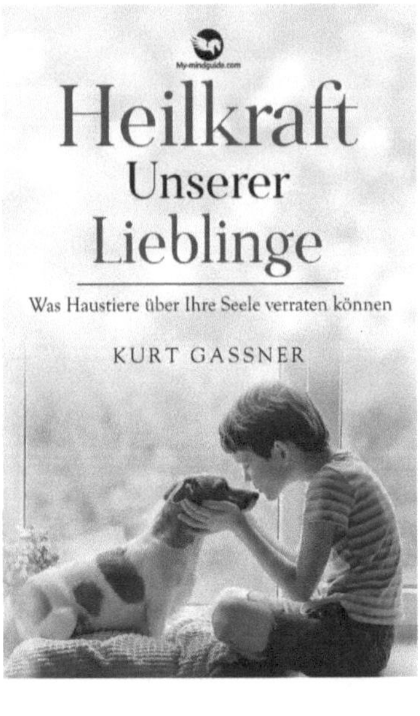

WEITERE BÜCHER DES AUTORS

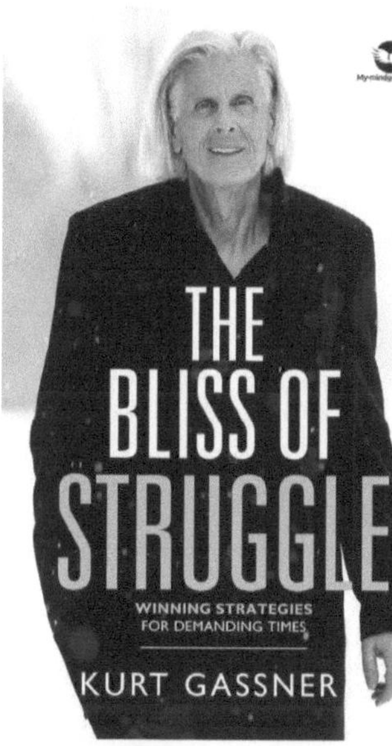

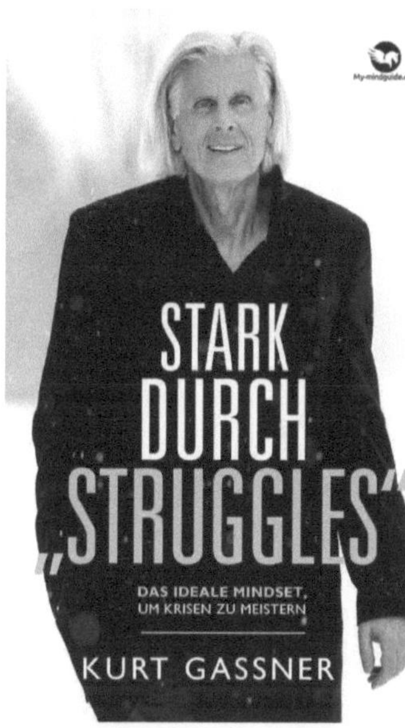

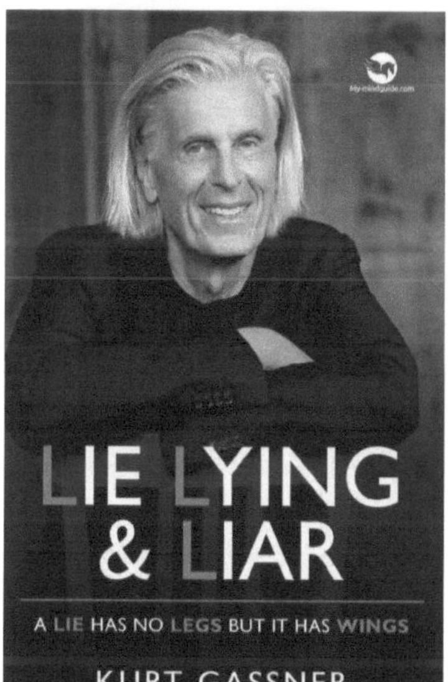

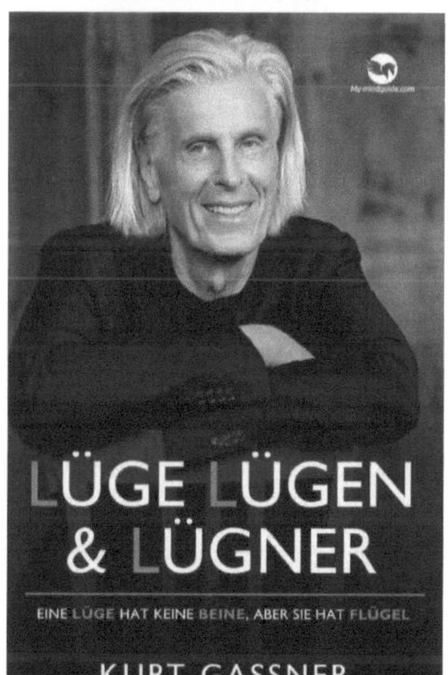

WEITERE BÜCHER DES AUTORS

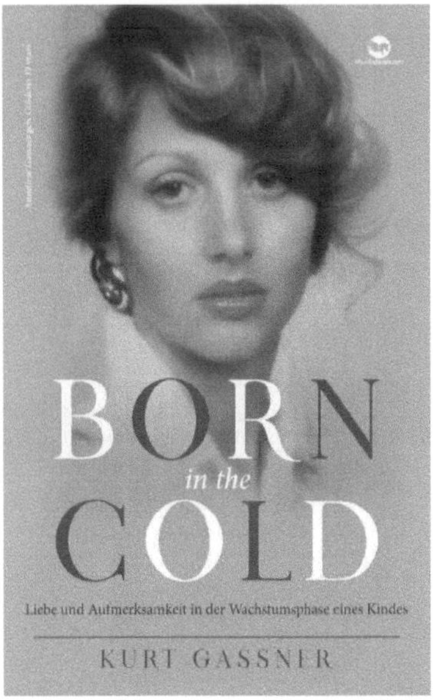

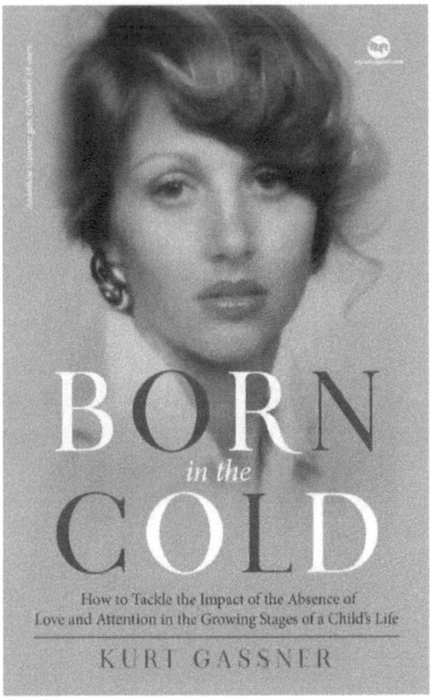

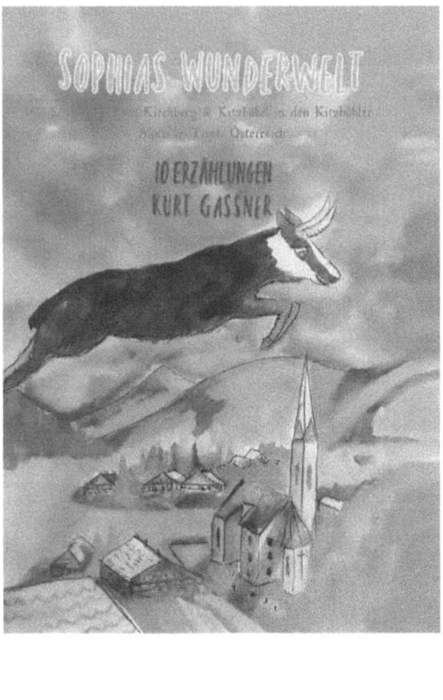

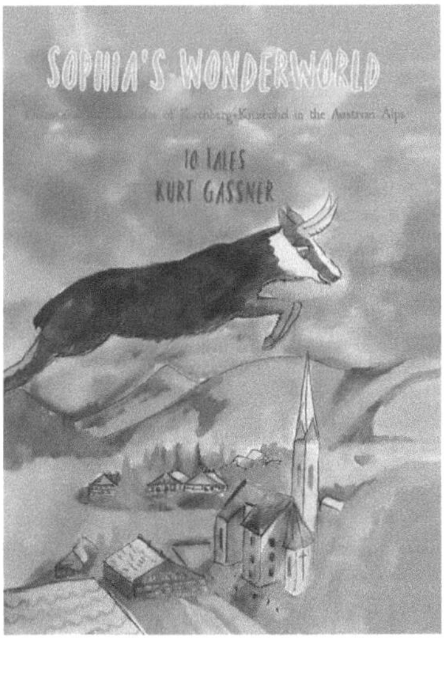

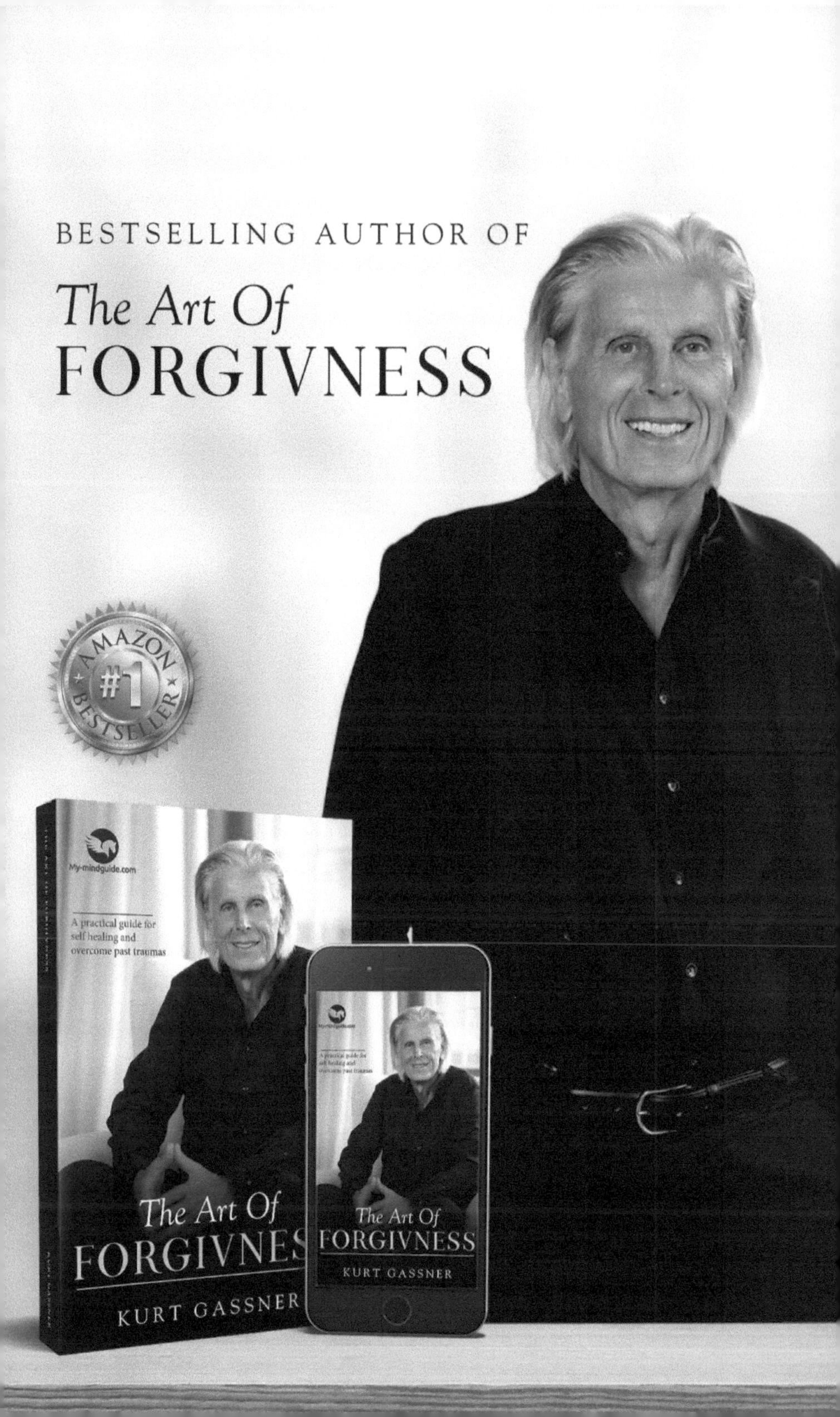
BESTSELLING AUTHOR OF
The Art Of
FORGIVNESS
AMAZON
#1
BESTSELLER
My-mindguide.com
A practical guide for
self healing and
overcome past traumas
The Art Of
FORGIVNES
KURT GASSNER
The Art Of
FORGIVNESS
KURT GASSNER